全国中医药行业高等教育"十三五"创新教材

内功推拿

（供针灸推拿学、康复治疗学等专业用）

主　审　严隽陶（上海中医药大学）

主　编　姚　斐（上海中医药大学）

副主编　周运峰（河南中医药大学）

　　　　王艳国（天津中医药大学）

　　　　陆　萍（上海中医药大学）

　　　　王晓东（浙江中医药大学）

中国中医药出版社
·北　京·

图书在版编目（CIP）数据

内功推拿 / 姚斐主编 .—北京：中国中医药出版社，2017.10
全国中医药行业高等教育"十三五"创新教材
ISBN 978 – 7 – 5132 – 4296 – 7

Ⅰ . ①内…　Ⅱ . ①姚…　Ⅲ . ①推拿—高等学校—教材　Ⅳ . ① R244.1

中国版本图书馆 CIP 数据核字（2017）第 145134 号

中国中医药出版社出版
北京市朝阳区北三环东路 28 号易亨大厦 16 层
邮政编码　100013
传真　010-64405750
廊坊市三友印务装订有限公司印刷
各地新华书店经销

开本 787 × 1092　1/16　印张 11.75　字数 262 千字
2017 年 10 月第 1 版　2017 年 10 月第 1 次印刷
书号　ISBN 978 – 7 – 5132 – 4296 – 7

定价　49.00 元
网址　www.cptcm.com

社 长 热 线　010-64405720
购 书 热 线　010-89535836
维 权 打 假　010-64405753

微信服务号　zgzyycbs
微商城网址　https://kdt.im/LIdUGr
官 方 微 博　http://e.weibo.com/cptcm
天猫旗舰店网址　https://zgzyycbs.tmall.com

如有印装质量问题请与本社出版部联系（010-64405510）

全国中医药行业高等教育"十三五"创新教材

《内功推拿》编委会

序

    "内功推拿"作为推拿的一个学术流派，曾在20世纪50年代后期被上海中医学院推拿学校吸收为教学体系的基本内容。由于推拿学校是我国第一所培养推拿专业人员的教学机构，随着推拿专业的发展及其推拿教学在全国的普遍开展，推拿专业的教学体系成为各地办学的基本模式。由此，不仅"内功推拿"得以普及，而且也成为推拿临床应用的需要。上海推拿的三大学术流派，"一指禅推拿""㨰法推拿"和"内功推拿"在全国有较大影响，但其最大缺憾是没有学术专著。除了在推拿学的综合教材、分类教材及中医综合类辞书中有介绍外，尚缺少全面系统的学理、方法的阐述。现在姚斐等专业学者编撰的《内功推拿》一书，做了突破，开了先河，是非常可喜的。

    此书编撰的体例结构显然是一部教材，但就其内容来看，又是一本专著。这种著作样式的出现，是由"内功推拿"的存在现状所决定的。由于"内功推拿"在中医院校中是教学的基本内容，无论在手法还是功法都占有较大的比例。因此，作为"内功推拿"的专门教材，必须按照教材的体例、结构予以系统介绍，作为综合教材《推拿学》的重要补充。

    同时，作为推拿临床应用中一个有影响的学术流派，"内功推拿"应用广泛，疗效显著。在没有专著的情况下，这本教材又承担了学术著作的任务。所以，该著作中对"内功推拿"的发展传承，做了有价值的分析考释；对手法的常式与变式，做了较为详尽的介绍；对治疗方法的作用机制，做了阐述和探索。其中对临床中常见病治疗方法的描述尤为突出，有利于推拿临床人员的查阅参考。

    "内功推拿"是现代才出现的名称。民间称为"擦法推拿"或"古法推拿"。"内功推拿"在形式上有两个标志性特点：一是医者和患者都需练"少林内功"；二是推拿手法的主治手法是擦法。"内功推拿"的擦法操作和具体应用，与其他推拿流派的擦法有明显不同。为了显示其区别，又鉴于"内功推拿"要求医者和患者都要进行"少林内功"锻炼，于是在 20 世纪七八十年代开始使用"内功推拿"的名称，这一名称更能反映"内功推拿"的学术内涵。"少林内功"或许曾经是为搏击对抗取胜的强身方法，现在已成为养生、医疗、康复重要的传统运动方法。

我相信，该教材将会通过教学实践的积累而更加完善；同样，通过临床实践，学术内容也会更加丰富。

上海中医药大学终身教授

2017 年 9 月

编写说明

内功推拿是中医推拿的一个重要分支，是在疾病的预防和治疗过程中，注重选择与少林内功有关的功法训练和接受推拿手法治疗相结合的一种推拿理论与技术。内功推拿起源于北方，形成于上海。经过几代人的发展和完善，形成了独特的学术思想、标志性的手法、明确的优势病种和有一定影响力的代表人物，逐渐发展成为一支重要的推拿学术流派。

内功推拿为上海三大推拿流派之一，一度在全国推拿界颇具影响力。近些年来，由于教育模式的转变，内功推拿核心技术缺少系统整理，专门的内功推拿教学医疗基地缺失，社会认知度令人担忧。为了系统整理内功推拿的理论与应用，推广内功推拿，特编写本教材。

由于早期的内功推拿师承教育是以"个性化"为特征，主要依靠师徒口传心授。一样的师傅不一样的徒弟。编写过程中本着求同尊异的原则，以《推拿大成》为蓝本，同时参考了国内外许多相关推拿学著作，从流派特点和课堂教学实际出发，安排编写内容。

绪论主要介绍内功推拿的基本概念、学术特点和学习方法；第一章主要介绍内功推拿的起源和流派传承；第二章主要介绍内功推拿的基本操作方法，包括内功推拿流派的特色手法、辅助手法、常规操作方法和常用穴位；第三章主要介绍内功推拿特色疗法，包括棒击法、膏摩、热敷和熏蒸；第四章介绍内功推拿练功法，主要介绍少林内功的功前热身及收功方法、基本裆势、上肢动作和双人锻炼法；第五章为内功推拿的临床应用，介绍内功推拿临床指导思想和常见疾病应用；第六章主要介绍内功推拿现代研究进展。本教材绪论由姚斐负责编写，第一章由姚斐、陆萍负责编写；第二章由周运峰、王晓东、姚斐负责编写，第三章由安光辉、林丽莉、丁海涛负责编写，第四章由姚斐、王艳国负责编写，第五章由王艳国、王德洪、陈幼楠、丁海涛、冯跃、李洁、周政、郑进科、刘存斌、刘玉超负责编写，第六章由王晓东、王德洪、陈幼楠、李洁、冯跃、郑进科、殷萱、刘存斌、刘玉超负责编写。全书统稿工作由姚斐负责，审稿工作由严隽陶负责。

在本教材的编写过程中，得到了众多内功推拿专家的支持和帮助，也得到了中国中医药出版社和编写人员所在单位的大力支持；上海中医药大学田健材、邢华承担了图片拍摄和大量文字处理和校对工作。在此一并感谢，也向内功推拿前辈致敬！

本教材适用于高等中医药院校针灸推拿学、康复治疗学等专业的教学使用，同时根据各院校专业课程设置的差异，也可供中医学、中西医结合专业的教学使用。

由于编写水平有限，教材难免出现不足和疏漏之处，恳请各院校师生在使用过程中提出宝贵意见，以便今后修订完善。

《内功推拿》编委会
2017 年 8 月 2 日

目 录

绪 论 ▷▷▷▷

一、基本概念

内功推拿是中医推拿的一个重要分支，是在疾病的预防和治疗过程中，注重选择与少林内功有关的功法训练和接受推拿手法治疗相结合的一种推拿理论与技术。曾名为擦法推拿、古法推拿等。

内功推拿起源于北方，形成于上海。经过几代人的发展和完善，形成了独特的学术思想、标志性的手法、明确的优势病种和有一定影响力的代表人物，逐渐发展为一支重要的推拿流派。

少林内功是内功推拿流派的标志性组成部分，除用于推拿医师自我锻炼强身外，还被用来指导患者练功治病，所有的推拿手法操作都是在患者锻炼少林内功的基础上进行的。

少林内功属于内功还是外功？

"内功"主要是"内练一口气"，也包括精神意念的修炼。练气讲究呼吸吐纳，多用腹式呼吸法，精神集中，循序渐进，从而达到锻炼身体内部器官的目的。包括佛家、道家和养生家的静功和各种调息功夫在内的内功，古代一般都在极少数人中私相授受，民国时期开始有人将其以"气功"之名用于治疗肺痨等慢性病。20世纪50年代以来，通过多地兴办气功疗养院而在辅助医疗方面得到了普遍应用。

"外功"就是"外练筋骨皮"，是锻炼筋、骨、皮的功夫。武术中，外功指习武者经过专门的系统训练，使身体的筋骨具有比常人较强的抗击打能力，达到外壮的效果，有拍打、棒击等锻炼方法。养生功法中的外功，主要是以肢体导引、按摩为主的动功。

民国金倜生所著《嫡派真传少林内功秘传·序》云："易筋经为少林武术祖师达摩禅师所传授，分内外两经。内经主柔，以静坐运气为事；至于外经，则主刚，以强筋练力为事。法偏重于上肢，实为练力运气、舒展筋脉之妙法。每日勤行四五次，百日之后，则食量增加、筋骨舒畅、百病不生。"外经的描述与内功推拿之少林内功颇有几分相似。内功推拿之少林内功的姿势锻炼法实为上肢姿势锻炼法搭配基本档式组合锻炼法，着重锻炼两下肢的"霸力"和上肢的"灵活性"。且少林内功亦有"棒击""练力"，其内功推拿流派传人马万起曾是名震上海滩的武术教练。因此，少林内功有外功属性。

但不论是养生家还是武术家的内功，在习练时对"气"的体悟和运用都是其重要的。因此，强调"练气不见气""以气导力""气贯四肢"的少林内功之所以被称为"内功"也有一定道理。当然，这也与清末和民国时期武术、养生界崇尚"内功"的风气有关。

二、学术特点

内功推拿有一整套独特理论和治疗方法，注重用中医基础理论指导临床实践，治疗上强调整体观念，善从脾胃论治，从而达到健脾和胃、调和气血、疏通经络、扶正祛邪、平衡阴阳，增强人体自身的抗病能力，并以此作为临床治疗疾病的纲领。内功推拿治疗方法多样，有特色的手法和棒击法、热敷法、练功等。治疗范围广泛，有病可治，无病可防，尚有强身健体之功效。

内功推拿的学术特点，可概括为以下几点。

（一）强调扶正祛邪，重视整体观念

内功推拿流派强调扶正祛邪，要求患者练功，提高自身正气，所谓正气存内，则邪不可干。待患者身体经过一段时间锻炼，身体状态有所改善，再结合手法治疗则易取效。从治疗手法来看，内功推拿善于平推法，尽管平推法是一种刺激性手法，对人体补泻作用取决于机体状态和手法所施部位或穴位，但总以温热为佳，偏于温补。即使刺激性较强的击法，也是通过穴位的配伍和击打力量的调节，达到激发阳气、扶正祛邪的功效，用于强身健体和内妇虚损性疾病的治疗。从治疗部位上看，内功推拿注重推上腹、推两胁，旨在健脾和胃。脾胃乃后天之本，脾胃功能健全，正气则转虚为实。推肾俞、命门、八髎以壮肾益气，肾主一身之精，肾强则体自强。从指导思想上看，内功推拿非常重视整体思想，认为人体是一个有机的整体，无论内妇虚劳杂病，还是伤科疾病，均以一定步骤的常规操作法作为基本方法，并在此基础上进行手法治疗、刺激穴位。常规操作的施术区域遍及全身，又以头面、躯干部为手法刺激的重点，然后根据不同的疾病有所增减。这样，全身各穴均可受到手法的刺激，并且能够辨证施治，若能持之以恒，对慢性疾病，特别是慢性疑难杂症的治疗，往往会产生意料不到的效果。

（二）有特色的功法

少林内功是内功推拿流派的特有功法，与一般的气功不同，少林内功的特点是练习时呼吸自如，不屏气，不运气。而四肢，特别是手和足要用够力量，做到所谓"练气不见气，以力带气，气贯四肢"。如此，气血就会随力而行，注于经脉，荣贯四肢九窍、五脏六腑，使阴阳平和、气血充沛。少林内功的练习方法很多，常用的有三个裆势（站裆、马裆、弓箭裆）和四个动作（前推八匹马、倒拉九头牛、霸王举鼎、风摆荷叶）。这种以关节拮抗肌同时做强制性静力收缩的运动方式，不仅是一种有特色的功疗方法，也是一种有效地提高肌肉力量和耐力的锻炼方法，对推拿手法的渗透性亦有帮助。

（三）有特色的治疗手法

内功推拿在临床实践中形成了部分有特色的治疗手法，如平推法、提拿法、推桥弓、扫散法、理法、劈法等。其中，平推法是内功推拿的基本手法，可分为掌推法、大

鱼际推法、小鱼际推法、指推法等，可借用一定的递质直接在体表操作，旨在取得温热深透的效果。五指拿法也称为抓法，一般仅用于头部，五指所经之处为两侧胆经、膀胱经和督脉；推桥弓是指以拇指推法施于两侧胸锁乳突肌前缘，上起翳风穴下抵缺盆穴；扫散法是指拇指与四指分开，拇指置于角孙穴，其余四指置于约脑空穴至风池穴处，由前向后靠腕关节摆动，做扫散动作。内功推拿对部分手法进行发挥，如叩击类手法在内功推拿中被应用于全身各部，包括掌击法、拳击和棒击等，除在风湿、痿、痹等证应用外，也广泛用于内科疾病。

（四）棒击法

棒击法是内功推拿的一大特色。是医者握住棒体的一端运用腕力，轻巧灵活的棒击全身各特定部位的方法。棒击时要求患者全身放松、呼吸顺畅，由于击打的刺激性很强，故适用于疾病恢复期，患者体质已能承受棒力，或在某些手法达不到一定力量而不能起治疗作用时使用。尤其适用于病程较长的关节痹痛、感觉迟钝、肢体麻木等症和内伤杂病。也可用于强壮筋骨、祛病延年。使用时需要严格掌握中医辨证施治的原则，视疾病的轻重不同、患病的部位不同而施以轻重不等的棒力。临床常用囟门棒击法、大椎棒击法、背部棒击法、胸部棒击法、髋关节棒击法、大腿棒击法、小腿部棒击法等。

（五）有一套全身推拿常规操作法

内功推拿不仅可以治疗内妇杂症，还广泛应用于伤骨科疾病。内功推拿治疗内妇疾病有一定的程序，这套手法程序习惯上称为"常规手法"或"内功推拿常规操作"。一般顺序为头面部→颈项部→胸腹部→肩背腰部→胁肋部→上肢部→下肢部→头面部。常规操作从头面到腰骶，涉及十二经脉和奇经八脉，有疏通经络、调和气血、荣灌脏腑之功效。手法轻重因人而异，体弱者手法轻柔，体壮者手法可略重。临床应用时根据不同疾病适当加减变化。这套手法较好地反映了内功推拿流派的特点。内功推拿在治疗骨伤疾病时也有一定的步骤，并有盘、运、扳、提等各类特色手法。

（六）先练后推，功法手法有机结合

内功推拿在治疗时要求"先练后推"，功法锻炼和手法治疗有机结合。内功推拿在治疗内科虚损性疾病时，有"先练后推"的说法，即先指导患者练习少林内功。练习少林内功是为了扶助正气，正强则邪自去，通过功法的良性刺激激发人体经络系统的自身整体调节功能，使人体的生命活动恢复到正常状态。对于虚损明显的患者，更需要坚持练功，待脏腑和气血功能增强后再施以手法治疗。因为手法治疗具有疏通经络、行气活血等作用，尤其刺激性手法在祛邪的同时会有消耗气机的副作用，有时手法治疗后患者在感觉身体轻松的同时，会伴有轻度疲劳感。所以内功推拿强调将手法治疗与功法锻炼结合，以减缓单纯手法刺激产生的副作用。

（七）擅长热敷和膏摩

湿热敷是内功推拿中不可分割的重要组成部分，在内功推拿中又称为"上水"。湿热敷是选用具有祛风散寒、疏经通络、理气、止痛、活血祛瘀的中草药配伍组方，放于布袋中在锅中煮沸，而后将毛巾浸湿后拧干，敷于病变部位。湿热敷将热敷及药物外治相结合，能增强透热作用，提高手法治疗效果。一般在手法操作后应用，在不同部位使用具有不同的疗效。

内功推拿的另一特色是膏摩。膏摩是将手法与药物配合运用的一种方法，是用药物涂抹于施术部位，再施以手法，从而达到防治疾病的目的。擦法是内功推拿的主要代表手法，操作时多用冬青油膏或其他油性递质，一是利于手法的操作，二是防止破皮，三是可以提高手法的效应。

（八）擅长治疗内妇疾病，兼及伤科

内功推拿治疗手段丰富，手法多样，具有疏通经络、调和气血、调整脏腑的功效，治疗疾病范围广。在临床上善于治疗内科虚劳杂病、妇科经带胎产和伤骨科疾病。尤其擅长治疗劳倦内伤、胸胁屏伤、头痛、失眠、高血压、神经衰弱以及部分呼吸道、消化道系统疾病。临床应用时，功法强度和手法力度应当结合具体疾病和患者体质灵活运用。

三、学习方法

（一）根据自身的生理特点训练

每个人的生理条件不尽相同，操作者性别、年龄、高低、胖瘦、形态体质等对手法效果都有一定的影响。尤其是手指形状的差异对部分手法有较大的影响。学习时可根据自己体质、生理特点去钻研训练，形成适合自己的推拿风格。不必完全模仿一个授课教师的手法，也不能要求学习者的手法都整齐划一。功法训练的训练时间和强度也需要因人而异，不可过分强求一致，要使学习者既能日有所进，又留有余兴。

（二）加强推拿功法训练

功法训练是内功推拿的重要组成部分。功法训练，尤其是少林内功，可以增强臂力、指力和下肢力量，更能从整体上提升专项耐力、灵敏性、柔韧性、协调性等身体素质。因此，学习内功推拿必须加强少林内功训练，建议每日固定时间坚持锻炼功法部分动作。少林内功锻炼时要注意形体、呼吸和意念的配合，做到形松、气平、心定。

（三）循序渐进、持之以恒

手法是推拿取效的关键因素。因此，推拿手法训练和实践至关重要。但推拿手法的基本功训练不能急于求成，要一步一步地按计划循序渐进地进行。先米袋练习，后人

体操作；先训练动作姿势的准确性，再调整力量、耐力和频率；先单手练习，再双手训练；先训练功法、训练身形姿势的协调性和平衡能力，再训练手法；先学习简单手法，再训练复杂手法；先形似，后神似；先继承，后创新。有机会多临床实践，不断摸索适合医患双方的治疗方法和手法。学习和训练一定要扎扎实实地坚持每天训练、持之以恒，绝不能"三天打鱼，两天晒网"。

（四）利用现代条件配合手法训练

如要利用手法力学测定仪，实时检测手法指标。在观察手法的力量、频率、均匀性、运动轨迹等物理指标方面，现有的手法力学测定仪完全可以满足辅助教学的需要。当然，在其他很多方面，手法力学测定仪的智能还有待提高。

要充分利用现代多媒体手段辅助学习推拿手法。要注意收集和利用DVD、网络等视频媒体，了解、学习和研究推拿手法。这是学习传统推拿手法的重要途径。"取法乎上，得乎其中"，不要仅仅满足于书本教材和老师授课。

（五）牢记身心放松，科学合理地训练技能

推拿不是单纯的体力劳动，手法学习和功法训练时要多动脑筋。要从人体解剖学、生理学、生物力学、手法动力学等方面去认识理解手法和功法，理解掌握推拿技能的基本规律。需要明确某一手法运动的主动肌群是什么，如何使应该用力的肌肉紧张，而不应该用力的肌肉放松；要了解肌肉的紧张与放松如何交替进行，如何在保证完成手法动作的前提下，尽可能地放松肌肉以保证血液的持续供应；如何利用大肌肉群操作，以减少或延缓肌肉疲劳；如何在所有手法操作时尽可能保持身心放松、自然呼吸，避免屏气现象。这些都是在推拿手法训练的初始阶段应该学会的。

（六）掌握与推拿有关的医学基础知识

推拿不仅用于临床医学、预防保健，还可用于康复医学，治疗与应用领域广泛。学习内功推拿必须掌握相关疾病的基础知识才能更好地发挥推拿作用。要立足临床疗效，秉承"杂合而治"的理念，融合有效方法和技术。要能够综合运用相关基础知识和中西医诊疗知识来逐步加深对推拿治疗作用的理解，如与推拿密切相关的肌肉、骨骼、关节、神经、生理、经络、腧穴等知识，这是学习和提升内功推拿的必备基础和内在要求。

第一章 源 流 ▷▷▷▷

内功推拿具体源于何时尚有待于考证。一般认为内功推拿流派起源于北方，形成于上海，辐射至全国。内功推拿的师承脉络，可追溯到清末山东济宁的李嘉树。传马万起，后经马万龙和李锡九通过带徒或学校教育进一步发扬光大。1956年10月10日，上海创办了第一期"推拿医师训练班"，后改为推拿学校，马万龙、李锡九等参与内功推拿理论及临床带教。至此，内功推拿教学打破了流派的壁垒，从过去单纯的师带徒形式走上了正规的学校教育，内功推拿的流传更为广泛。

根据目前现有资料分析，内功推拿是在少林内功基础上逐步发展演化而形成的一种推拿流派。在长期的医疗实践过程中，由单纯的功法锻炼，逐渐融合了手法、膏摩、热敷和熏蒸等方法和技术，形成了内功推拿特色技术。经过几代人的发展和完善，形成了独特的学术思想、标志性手法、明确的优势病种和有一定影响力的代表人物，逐渐发展为一个重要的推拿流派。

第一节 起 源

一、源于武

推拿自诞生之日起，就与导引功法结下了不解之缘。导引疗法起源于古代的"舞蹈"。据《吕氏春秋·古乐》记载，"昔陶唐氏之始，阴多滞伏而湛积，水道壅塞，不行其原，民气郁阕而滞着，筋骨瑟缩不达，故作为舞以宣导之。"上古尧时洪水为患，造成"筋骨瑟缩"，当时的"舞"是导引的最早雏形。《庄子·刻意》谓："吹呴呼吸，吐故纳新，熊经鸟伸，为寿而已矣。此道（导）引之士，养形之人，彭祖寿考者之所好也。"《引书》比较全面地反映了春秋战国时期的导引养生学成就，包括"导气令和，引体令柔"。

早期文献中，导引与按摩并列，常常作为两种独立的疗法。中医经典著作《黄帝内经》把导引和按摩作为防治疾病的重要手段纳入医学体系之中，并指出了导引、按摩的发源地是以河南为中心的中原地区。《素问·异法方宜论》记载："中央者，其地平以湿，天地所生万物也众。其民食杂而不劳，故其病多痿厥寒热，其治宜导引按跷。故导引按跷者，亦从中央出也。"《素问·奇病论》《灵枢·病传》等也有导引、按摩及其适应证的记载。医圣张仲景在《金匮要略》中将导引、膏摩与针灸等法并列，用于防治疾病。历史上也有医家将按摩与导引合并命名。如金代张从正（子和）提出"按导"一词即为此意。民国以后出现《按导一得录》《袁氏按导学》等诸多以"按导"命名的文献，并出现了以"按导"为名从事推拿（按摩）开业者。

内功推拿是在少林内功的基础上发展而形成的一种推拿流派，因此，推拿功法——少林内功是内功推拿标志性组成部分。少林内功可使周身筋骨强健，气血充实，脏腑调和，阴阳平衡，力量陡增。少林内功起初是一种武术和功法锻炼，最初主要流传于我国北方山东、河南一代的农村。由于相关文献记载较少，少林内功精确的起源地仍需要进一步考证。目前主要有三种传说。

1. 少林说

天下功夫出少林，少林寺作为禅宗祖庭，在海内外享有极高的社会声誉。当前流传的少林内功有两种含义。广义的少林内功是少林寺僧人所练的内功，包括易筋经、洗髓经等。本书特指的少林内功是内功推拿之少林内功，不仅用于针灸推拿学专业学生及推拿临床工作者自我锻炼以提高其身体素质和专业素质能力，亦被用于体弱病患者治病强身。内功推拿之少林内功为上肢姿势锻炼法搭配基本裆式组合锻炼法，着重锻炼两下肢的"霸力"和上肢的"灵活性"。1991年德虔所编《少林武术大全》，及2007年冯永臣、王跃进、释永信等编著的《少林功夫》，都未发现与内功推拿之少林内功相同的内容。目前尚无足够证据表明推拿功法之少林内功是河南少林寺之功夫，是否为托名，仍待进一步考证。

2. 达摩说

有人认为易筋经即为少林内功，为达摩所创。民国时期的金倜生所著的《嫡派真传少林内功秘传·序》中描述，"易筋经为少林武术祖师达摩禅师所传授，分内外两经。内经主柔，以静坐运气为事；至于外经，则主刚，以强筋练力为事。"其中对易筋经外经"法偏重于上肢，实为练力运气、舒展筋脉之妙法"的描述与内功推拿之少林内功颇有几分相似。因此，认为少林内功实由易筋经演化而来，为达摩所创。但截至目前，易筋经是否即是少林内功，易筋经是否为达摩所创等，仍存争议。

3. 查拳说

相传在唐代，有一支东征的军队，路过冠县时，留下了一位身负战伤的青年将领，名叫滑宗歧。在当地百姓的精心照料下，滑宗歧恢复了健康。为了报答人们的调养之恩，他便把自己擅长的"架子拳"传授给了村民，后随其习武者日众，滑氏便将旅居长安的师兄查元义请来共同施教。当地人为纪念恩师，把查元义所传"身法势"称之为"查拳"，滑宗歧所传"架子拳"称之为"滑拳"。清代，查拳在黄河流域盛传，乾隆年间在山东的冠县（今隶属聊城市）和任城（今隶属济宁市）逐渐形成了三个不同的流派，分别是冠县以张其维为代表的"张式"查拳；以杨鸿修为代表的"杨式"查拳；任城以李恩聚为代表的"李式"查拳。李氏家族祖辈习武，尤精查拳、弹腿。李恩聚的父辈李振基被尊为内功推拿流派的创始人。

二、成于医

少林内功原为武林强身健体的基本功。主要用于提高习武者的身体素质和技击能力，经过几代人的调整，慢慢发展为同样适合于体弱病患者强身治病的一种功法。从武术发展史上看，练武的目的由技击转向健身，甚至是医疗，是随着社会的变迁逐渐呈现的。民国时期的上海就有许多以技击出名的推拿医家。

内功推拿的创始人李振基早期以武著称，在习武实践中摸索出一套治病疗伤的手法技艺。后将其技艺传给同乡马万起。马万起于20世纪20年代以内功推拿行医于上海，治疗各种内、妇科杂病和骨伤科疾病。马万起在上海20多年，将内功推拿衣钵传其胞弟马万龙和门生李锡九二人。20世纪50年代，马万龙和李锡九分别受聘于上海推拿学校及其推拿门诊部，从事内功推拿临床及教学工作。1960年上海中医学院附属推拿学校编写的《推拿学》和1961年上海中医学院编写的中医学院试用教材《中医推拿学讲义》已经出现少林内功锻炼方法，1963年上海中医学院附属推拿学校编印了第一本《少林内功》教材（讲义），作为推拿练功课程的专用教材。1979年，李启文在上海中医学院主办的全国推拿学术经验交流会上撰文把内功推拿作为一个流派提出，将"强调患者练习少林内功和接受推拿手法相结合"作为内功推拿流派最显著的特点。

少林内功是内功推拿流派的标志性组成部分，除用于推拿医师自我锻炼强身外，也被用来指导患者练功治病，所有推拿操作都是在患者锻炼少林内功的基础上进行的。至今，少林内功逐渐成为各地中医院校推拿功法学课程的主要教学内容。

在长期的医疗实践过程中，少林内功从武术基本功过渡到医疗练功。从单纯的功法锻炼，逐渐融合了手法、膏摩、热敷和熏蒸等方法和技术，形成了以中医的营卫气血学说为主要理论基础，强调扶正祛邪及整体观念，具有特征鲜明的治疗操作法以及相应临床适应证的推拿流派。

第二节　流派传承

一、创始人

李振基（1834—1909），字树嘉，清末山东济宁人。

李振基是位有名的武师。出生于武术世家，9岁随父习武，精通祖传查拳。李振基曾跟随清代的参赞大臣僧格林沁到天津大沽抗击英法联军，并被册封为粮草先行官。1863年，僧格林沁带兵镇压捻军，李振基目睹百姓惨遭劫难，对清政府不满。1865年，僧格林沁奉命从开封出兵到茌平攻打捻军，李振基得知消息后，便派人给捻军送信，捻军得到情报后在途中曹州埋下伏兵，消灭了清军大批人马，打死了僧格林沁。李振基从此脱离清军返回故里。李振基无子，查拳功夫传于侄子李恩聚，并大开武馆，广收回、汉徒弟。

武师在练武和教徒的过程中，不可避免地会由于吐纳不慎、动作错误、用力不当等情况造成各种损伤。很多武师在习武实践中摸索出一些治病疗伤的技艺。李振基就是其中一位佼佼者。他不仅武艺高超，还精于运用手法为他人疗伤，逐渐形成了一套治病疗伤的少林内功推拿治疗术，被尊为内功推拿的创始人。李振基将内功推拿技艺传给同乡马万起。

二、第二代传人

马万起（1884—1941），回族，山东济宁人。

马万起身体魁梧，性格爽朗，武术界人称"金刚腿"。1915 年，马万起从山东济宁迁居上海，最初在上海跑马场驯马谋生，随后以教拳兼行医为业，再后专注内功推拿行医并授徒。马万起在 20 世纪二三十年代以拳术和推拿医术享誉沪上。

与其他推拿流派不同，内功推拿治疗疾病以指导患者锻炼少林内功为主，故当时医患者之间以师徒相待，患者称医生为"老师"，医生视患者为"门生"，但"老师"只是给一般的"门生"教适合治疗他自身疾病的功法而并不把内功推拿系统地传授给"门生"。马万起在上海 20 余年，尽管手下门生众多，但真正能传其衣钵者，仅有马万龙、李锡九二人。

三、第三代传人

1. 马万龙（1903.12—1969.4） 马万龙（图 1-1），回族，自幼丧父，12 岁迁居上海，13 岁随兄马万起学武，擅长武术与少林内功推拿，练就一身好武术，有拳王之称，掌握了一整套独特的内功推拿理论和治疗方法，擅长治疗虚劳杂病，如肺气肿、支气管哮喘、肺结核、失眠、月经不调、胃脘痛等诸内、妇虚证。1958 年经人介绍担任上海中医学院附属推拿学校教师，并任上海市推拿门诊部医师和推拿临床带教师。培养了俞大方、曹仁发、张克俭、肖文贵等弟子和学生，为内功推拿的发展和传承做出了重要贡献。

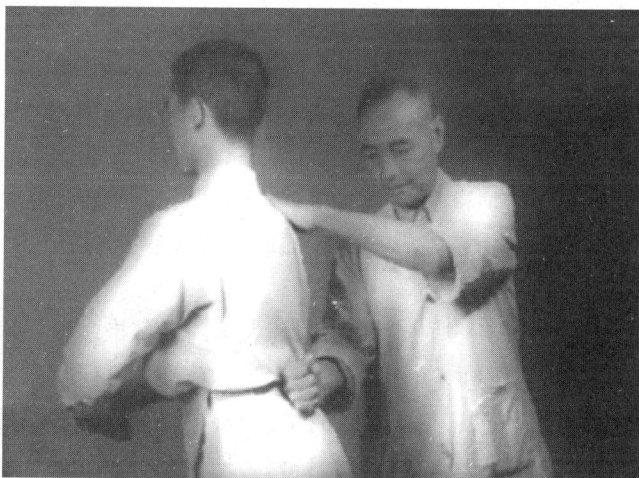

图 1-1　马万龙

2. 李锡九（1904.9—1994.10） 北京昌平人，回族。1924 年，李锡九（图 1-2）在沪因患肺结核和神经衰弱，每天吃不下二两饭，咯血不止，体弱无力，夏天还不能离开棉衣。经马万起医治半年后痊愈，遂拜其为师，学习少林内功及内功推拿 13 年，不仅练就了一身好功夫，还在医疗实践中对原有的医术和手法应用有所发展。1937 年以"古法推拿"开业于法租界淮海中路 315 弄 42 号寓所。1942 年，上海染布业著名实业家尤惠民在赠李锡九的山水立轴中题词，称李锡九"精古法推拿，兼擅教练行气内视"。李锡九还曾为于右任、黄金荣、郭沫若、蒋维乔、秦伯未、贺绿汀等名流推拿治疗，得到了许多病家称赞。后受聘上海市中医推拿门诊部推拿医师，又转入上海中医学院附属岳阳医院推拿科，至副主任医师。培养了张文才、陈忠良、李启文、李启明、周信文、周德明等弟子和学生，为内功推拿的发展和传承做出了重要贡献。

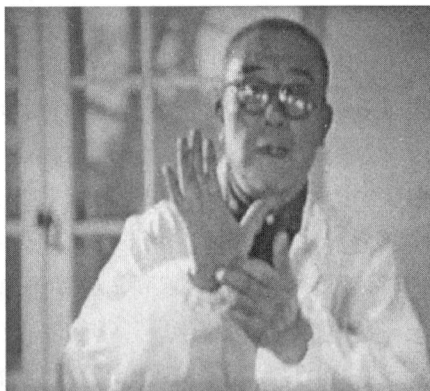

图 1-2　李锡九

四、第四代传人

内功推拿流派第四代传人有：马德峰、张克俭、肖文贵、曹仁发、俞大方、张文才、陈忠良、李启文、周信文、李启明、周德明等。其中马德峰、曹仁发、张克俭、俞大方、肖文贵师从马万龙；陈忠良、张文才、李启文、李启明、周信文、周德明师从李锡九。

1. 马德峰（？— 1967） 马万龙子，内功推拿得之家传，中医内科拜师于沪上名医严二陵，曾任职于上海市推拿门诊部和上海中医学院附属推拿学校推拿教研室，为内功推拿的传承做出一定贡献。

2. 张克俭（1929—2006） 1929 年 12 月出生于上海市。1959 年 10 月毕业于上海中医学院附属推拿学校，是该校首届毕业生。

内功推拿师从马万龙，擅长推拿治疗中医内、妇、儿科和骨伤科疾病，尤其擅长气功推拿。曾应邀为荣毅仁、陆定一、王震、胡乔木等党和国家领导人做推拿保健。被誉为"气功推拿张"（陆定一题）、"推拿千法"（荣毅仁题）。曾受卫生部委托为上海中医学院举办的全国推拿师资班和全国康复医学师资班授课。多次应邀为来华访问的多国总统、国家元首等治病，并应邀赴新加坡、法国、荷兰、意大利等国家进行医疗讲学。

历任江苏省委门诊部推拿医师，南京中医药大学门诊部推拿科、南京中医药大学第二临床医学院推拿科副主任医师，南京中医药大学气功推拿教研室副主任。兼任江苏省中医学会推拿委员会副主任委员，中国江苏省气功科学研究会第一届理事，江苏省体育气功协会常务理事，张克俭脊椎矫正研究会会长。是 1959 年全国第一本《中医推拿学》教材的编写者之一，参与编写《少林内功》《易筋经》等推拿学校教材。1987 年 8 月编写《自我气功推拿学》讲义。

3. 肖文贵（1929—2007） 1929年8月18日出生于江苏苏北，1959年毕业于上海中医学院附属推拿学校，内功推拿师从马万龙。曾任职于上海市推拿门诊部和岳阳医院推拿科。内功推拿论文有：《棒击法在推拿临床中的应用》（山东中医杂志，1983年）、《内功推拿治疗内伤杂病经验》（上海中医杂志，1988年）。2007年9月15日因肺癌去世。

4. 曹仁发（1931—　） 1931年1月出生于浙江宁波柴桥。1959年毕业于上海中医学院附属推拿学校，是该校首届毕业生，毕业后留校工作，先后师从一指禅推拿传人钱福卿和内功推拿传人马万龙。擅长一指禅推拿和内功推拿。

曾任中华中医药学会推拿分会第一届主任委员，上海市中医药学会理事，上海中医学院附属推拿学校推拿教研室副教授和岳阳医院推拿科主任医师，曹仁发上海市名中医学术经验研究工作室导师。

参与编写多部推拿学相关教材，是《中医推拿学》主要编写者之一（1985），主编《推拿手法学》（1987）、《中医推拿学》（高等中医院校教学参考丛书）（1992）、《推拿功法与治病》（1992）、《中医推拿临床手册》（1996）、《中医推拿学》（高等中医研究参考丛书）（知音出版社，2003）等多部著作。任《中国医学百科全书·推拿学》副主编（1987）。

5. 俞大方（1938—1999） 1938年1月10日出生于上海，1961年毕业于上海中医学院附属推拿学校，随后在上海中医学院附属推拿门诊部工作，1963年开始于上海中医学院附属推拿学校任教。内功推拿师从马万龙。曾任上海中医学院针灸推拿系副主任兼推拿教研室主任、上海市推拿学会副主任委员兼秘书长、上海市人体软组织研究会副主任委员等职。为全国高等医药院校五版教材《推拿学》主编（1985），《中医推拿学》主要编写者之一（1985），参与编写《中国医学百科全书·推拿学》（1987）。1985年去美国工作，1999年3月病逝于上海瑞金医院。

6. 张文才（1940—　） 江苏盐城人，1961年毕业于上海中医学院附属推拿学校，内功推拿师从李锡九，曾任岳阳医院推拿科副主任医师、内妇推拿科主任。曾任《推拿治疗学》副主编（1988）。

7. 陈忠良（1940—2009） 1940年3月3日出生于江苏淮安，1962年毕业于上海中医学院附属推拿学校。内功推拿师从李锡九。曾任职于上海市推拿门诊部，曾任岳阳医院推拿科主任、上海中医学院推拿教研室副教授，为内功推拿的发展做出重要贡献。主编《推拿治疗学》（上海中医学院出版社，1988），副主编《家庭内妇科百病推拿图解》（1996）、《家庭儿科百病推拿图解》（1996）、《家庭伤骨科百病推拿图解》（1997）、《家庭夫妻保健推拿图解》（1997）等著作。

8. 李启文（1944—　） 李锡九长子，内功推拿师从李锡九。1962年毕业于上海中医学院附属推拿学校。曾任职于上海市推拿门诊部、岳阳医院推拿科、上海中医学院推拿教研室，副主任医师、副教授。发表论文《推拿老中医李锡九的少林内功锻炼方法》［上海中医药杂志，1983，（10）：31-33/1983，（11）：31］。

9. 周信文（1944—　） 1966年毕业于上海中医学院推拿专科学校，同年分配至上海中医学院附属中医推拿门诊部（原上海市推拿门诊部）。曾任上海中医药大学针推学院推拿教研室主任，全国推拿学会手法功法专业委员会主任委员。擅长用手法治疗颈腰部疼痛、老年性腰腿病、腰突症、颈椎病、慢性骨关节炎、各种急慢性软组织损伤以及小儿消化不良、胃肠功能性疾病等。长期从事推拿教学、科研和医疗工作，曾获推拿功法教学二等奖、推拿手法优秀教材二等奖。主编《推拿手法学》《推拿功法学》等有影响力的教材。为少林内功的教学以及内功推拿的教学与临床治疗做出了突出的贡献。

10. 李启明（1946.12—　） 李锡九次子，自幼随父练习少林内功，1990 年任职于上海曙光医院医疗气功科，负责人。擅长少林内功。1995 年应邀赴日本进行气功指导，在国外工作多年。

11. 周德明（1951.5—　） 工农兵大学生，1975 年毕业于上海中医学院医疗系，1976 年 10 月调入上海岳阳医院推拿科工作，师从李锡九。具有丰富的临床经验，擅长治疗各种颈腰部疾病，如腰椎间盘突出症、腰椎滑脱，以及慢性结肠炎等。

以下为内功推拿传承谱系表（图 1-3）。

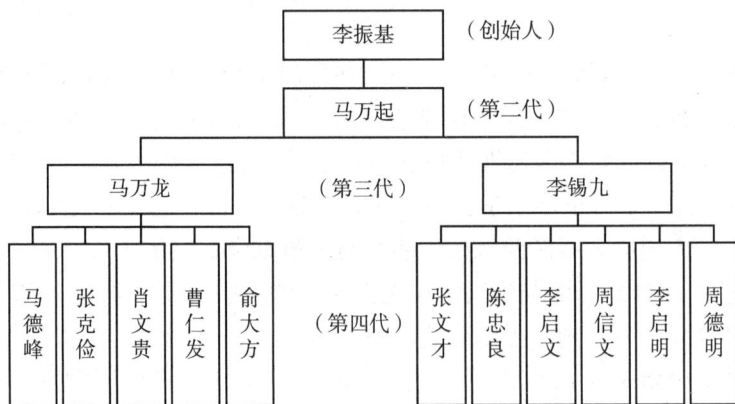

图 1-3　内功推拿传承谱系表

五、现代教育

在几代推拿人的不懈努力下，推拿的教育事业获得了社会的认可和政府的支持，自 50 年代中期起，部分省市开始设立推拿科、按摩科。并以带徒、开办培训班、建立学校等形式培养推拿专业人员，逐步开辟了推拿现代学校教育，出版推拿学教材，创立了推拿学历教育和人才培养模式。

1956 年 10 月 10 日，上海创办了第一期"推拿医师训练班"，首批招收了 60 名学员，由当时著名的推拿老医生执教，马万龙、李锡九等均参与内功推拿理论或临床带教。至此，推拿教学从过去的师带徒形式走上了正规的学校教育途径。随后，训练班被改成"推拿医士学校"，并于 1958 年 3 月成立推拿联合诊所，继而又成立了推拿门诊部,解决了学生的临床实习问题,是推拿教育工作的一个重大改革和收获。同年 11 月 25 日成立了上海中医学院附属推拿医士学校(后改名为上海中医学院附属推拿学校)。该校自 1956 年至 1965 年招收了 8 届学员,培养了 500 多名推拿专业人才,并转送到全国各地,在推拿学的医、教、研工作中发挥了重要作用。在 1960 ~ 1984 年间,上海中医学院附属推拿门诊部受卫生部委托,承办了三期全国高等推拿师资训练班,为全国培养了高级推拿医学人才,构筑了现代推拿教育规划的蓝图。

中医推拿学的专科、本科和研究生教育逐步形成,为现代推拿的传承开辟了新的道路。1974 年上海中医学院开设了针灸、推拿、骨伤专业,1978 年改为针灸、推拿专业,1979 年改为针灸推拿系,1982 年针灸推拿系分别设立针灸和推拿专科,1986 年成立了推拿系。推拿从业者越来越多,学习途径日益多样化,手法更加丰富,疾病谱顺应时代变化而调整。推拿现代教育的发展,培育了一批又一批的综合性推拿专业人才。

现代推拿教育改变了单纯的手把手教学的单一师承教育模式,逐步打破了门派交流的壁垒,一指禅推拿、内功推拿、滚法推拿等各种推拿学术流派开始交流和融合,内功推拿逐步成为推拿学的重要内容,为现代推拿学教育做出了重要贡献。随着疾病谱、就医形式和医疗管理等方面的变化,内功推拿目前在国内的应用情况不尽如人意。为了加强内功推拿流派的传承,一些省市开展了大量的研究和传承工作,如上海中医药大学于 2013 年 6 月成立了"内功推拿流派传承研究室";2013 年上海中医药大学获得国家自然基金项目立项,题目为"少林内功防治慢性疲劳综合征的脑内信息响应特征研究"。这是第一个研究少林内功的国家自然基金项目,也是内功推拿研究迈入更高层次基础研究的标志。这些将有力地推动少林内功功法的研究,推广内功推拿的临床应用,促进内功推拿流派的传承。

六、相关著作

目前内功推拿或少林内功专著较少。大部分推拿教材和著作均单独列章、节编入了内功推拿或少林内功的内容。

上海推拿学校 1959 年 1 月整理编写的《中医推拿学》等教材,已将用内功推拿治疗肺痨和肺胀列入其中。1959 年上海中医学院附属推拿医士学校编写的《中医推拿学》中推拿功法仅有易筋经,尚无少林内功。1960 年上海中医学院附属推拿学校编写的《推拿学》和 1961 年上海中医学院编写的中医学院试用教材《中医推拿学讲义》已经纳入了少林内功锻炼方法。1963 年上海中医学院附属推拿学校又编写了《少林内功》,作为推拿练功课程的专用教材。

1975 年全国高等中医院校统编教材《推拿学》将内功推拿技术广泛应用于治疗运动系统、消化系统、呼吸系统、心脑血管系统和妇科疾病,治疗范围显著增加。1991 年的《推拿大成》总结了虚劳、哮喘、便秘、失眠、痛经、胸胁屏伤等 17 种疾病的内功推拿治疗方法。推拿学教材建设取得了新成果,不仅有针对不同学历的教材,而且逐步分化为推拿手法、推拿功法等教材,教学内容随着推拿学科和推拿实践的发展逐步修改、补充，更加切合实用。

全国中医药行业高等教育"十二五""十三五"规划教材的《推拿手法学》《推拿功法学》，国家卫生和计划生育委员会"十二五""十三五"规划教材的《推拿手法学》《推拿功法学》，以及国家卫生和计划生育委员会"十三五"研究生规划教材《推拿流派研究技术》都将内功推拿流派和少林内功纳入其中。此外，骆竞洪主编的《中华推拿医学志——手法源流》等著作也对内功推拿做了描述。

第二章　基本操作 ▷▷▷▷

第一节　特色手法

一、擦法

擦法又称平推法，是内功推拿的主要手法，分为掌擦法、大鱼际擦法、小鱼际擦法、指擦法。无论哪一种擦法，都是做直线来回地平推，故也称"平推法"。

【术式】

1.掌擦法　嘱患者端坐在方凳上或呈站裆势（两手叉腰），穿单衣，术者立于一侧取站位，一手扶住患者（擦胸腹扶背、擦背扶胸），另一手呈虚掌着力于患者体表，做直线左右平推，由上而下慢慢移动，并由下而上反复3次。前胸由锁骨下起，至上腹部中脘穴处，左右侧至腋中线。背部由大椎穴始至12胸椎，左右侧到腋后线。然后术者站于患者另一侧，重复平推其胸腹及背部，再立于患者后面，两手同时平推其两胁肋，由腋后上向前斜下方做直线推动，来回推动2~3分钟（图2-1）。

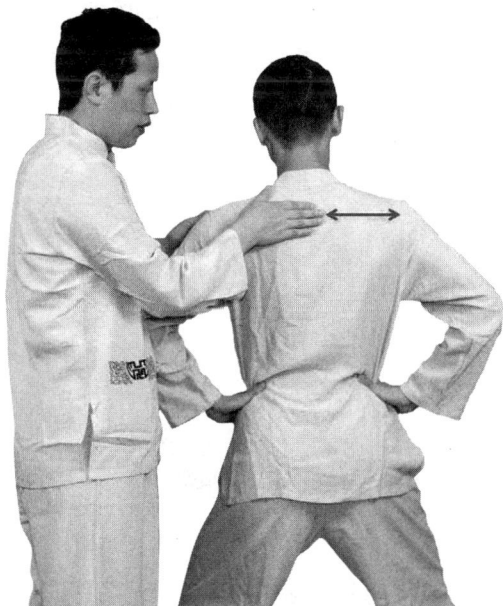

图2-1　掌擦法

附：荡法

术者一手扶患者肩背，另一手拇指伸直，四指并拢伸直与拇指呈90°，来回直线平
推，称"荡法"（图2-2），常用于胸背部。

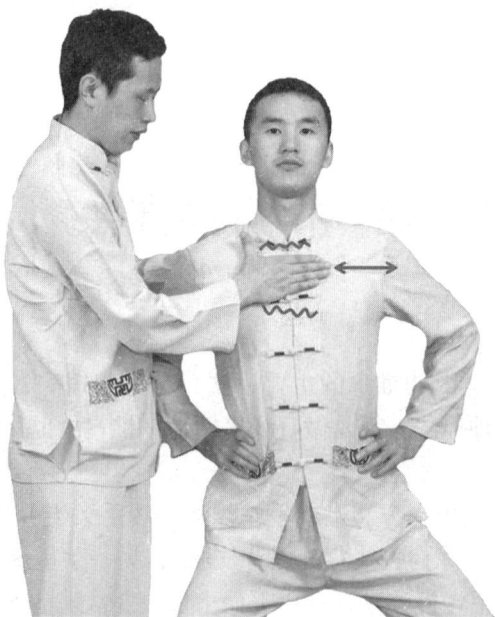

图 2-2　荡法

2. 大鱼际擦法　使用时要求暴露治疗部位，常用于四肢部，术者一手握患者肢端，
另一手以大鱼际由患者肢端向心方向直线来回平推，称之"推三阴三阳"（图2-3）。对四
肢关节扭挫伤部位使用手法时，可涂少许润滑剂，既可提高治疗效果，又能防止推破皮肤。

3. 小鱼际擦法　使用小鱼际擦法时，必须暴露治疗部位，常用于腰背部及臀部。
患者端坐，身前屈，两肘搁大腿上。术者一手扶肩，另一手小鱼际涂少许润滑剂，在治
疗部位做直线来回平推（图2-4）。

4. 指擦法　指擦法常用拇指罗纹面平推（图2-5）。

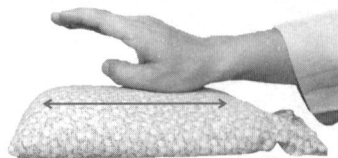

图 2-3　大鱼际擦法　　　　图 2-4　小鱼际擦　　　　图 2-5　指擦法

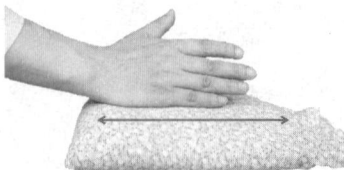

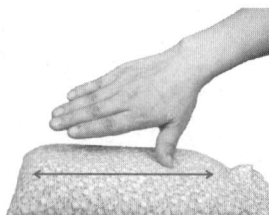

【要领】

1. 上肢放松，腕关节平伸，使前臂和手掌处于一直线上。

2. 手掌、大鱼际或小鱼际、指面都需要紧贴治疗部位（但不能硬用压力，以免擦破

皮肤），并可借助于介质（按摩膏、冬青膏等）进行平推。

3. 肩肘关节屈伸，带动手掌或大、小鱼际，指面做直线往返运动（上下或左右方向均可）。

4. 动作均匀连续，用力要稳，不能屏气，频率为每分钟100～120次。

5. 用掌擦法在前胸部操作时，男女有别。女性患者需要避开乳房。

【应用】

擦法是一种柔和温热的刺激，具有温通经络、祛风散寒、活血祛瘀、消肿止痛和宽胸理气、健脾和胃的功效。

掌擦法温热量较低，多用于胸闷气急、胸胁屏伤、虚寒腹痛和消化不良等症。气喘胸闷可在掌擦过程中用中指罗纹面按揉膻中、中府、云门、华盖等穴，掌擦时间较长，以热为度；胃脘痛可在掌擦过程中按揉上脘、中脘等穴，两胁肋掌擦时间稍长，以热为度；若见胸胁屏伤，可在掌擦两胁肋时结合中指罗纹面按揉期门、章门、大包等穴；呼吸胁肋牵痛可配合拿胸大肌，嘱患者深呼吸，手法随呼吸慢慢移动。

荡法有宽胸理气之功用，适宜慢性病恢复期、体质强的肥胖者，或肺气肿、肺结核、哮喘等证，并可嘱患者在治疗期中结合少林内功锻炼，促使疾病早愈。

大鱼际擦法温热量中等，常用于四肢部，适用于四肢关节扭挫伤、劳损和类风湿关节炎等证。可结合拍法、按揉法等进行治疗，并可结合热敷。

小鱼际擦法温热量较高，常用于腰背部和臀部，适用于急慢性损伤、风湿痹证麻木不仁等症。可结合拍打法、点法、按揉法等进行治疗，并可结合热敷。

指擦法常用于颈部两侧，适用于肝阳头痛，能平肝息风、清醒头目、安神定魄。对高血压、失眠患者，手法时间、次数应适当延长。

二、提拿法

用拇指与其余手指罗纹面同时用力，进行一紧一松的拿住并提起，称为"提拿法"。提拿法是内功推拿的特有手法，"捏而提起谓之拿"，使用时拿中带提，主要分为三指提拿法（图2-6）和五指提拿法（图2-7），可用于全身各部。

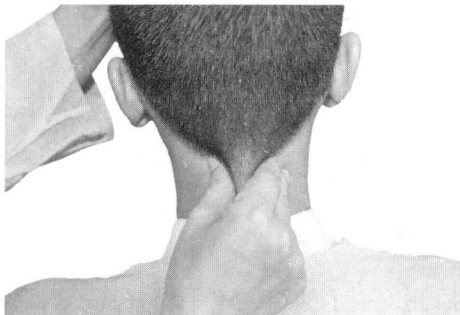

图2-6 三指提拿法

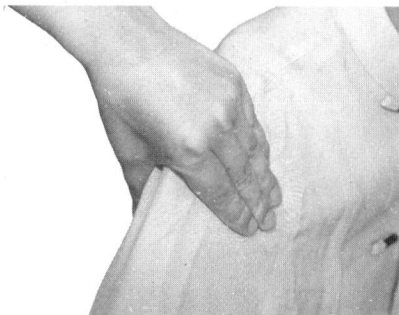

图2-7 五指提拿法

【术式】

1. 头部　患者正坐，术者立于患者的侧后方，一手扶住前额以固定头部，另一手五指分开、微曲，放于患者头顶部（五指的位置分别为：中指放在督脉，食指、无名指放在膀胱经；拇指、小指放在胆经）。五指罗纹面着力，指间关节屈伸，由前向后提拿移动至头顶，随后拇指与四指分开于颈项两侧（虎口对枕后）对称用力，提拿脑空、风池、风府等穴，向下至项部，操作3～5次（图2-8），亦称"拿五经法"或"抓五经"。

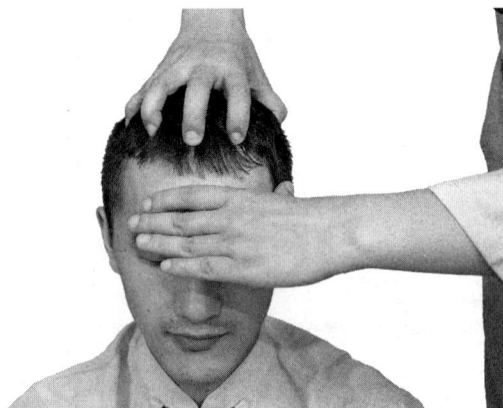

图 2-8　拿五经法

2. 胸部　患者取坐位，术者站于侧面，一手托住患者上臂，一手四指紧贴其胸前（胸大肌处），拇指紧贴其腋下，四指由上而下移动，罗纹面用力，又称"拿血浪"（图2-9），操作3～5次。

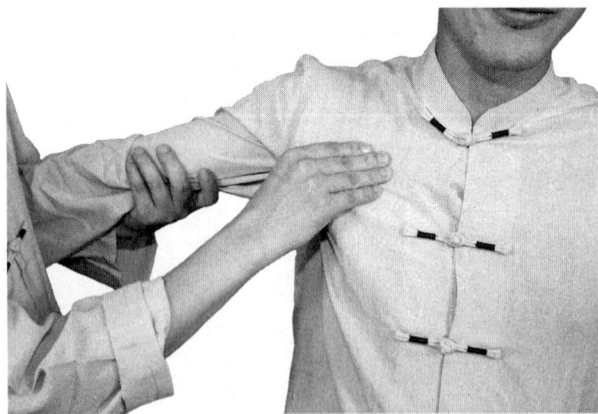

图 2-9　拿血浪

3. 颈肩部　患者取坐位，术者站于患者后侧，一手扶肩，一手提拿其颈侧部（胸锁乳突肌处），左右两手交替，操作3～5次。提拿肩井部时，拇指伸直，四指并拢呈鸭嘴形。术者拇指紧贴患者肩井穴，另四指紧贴患者缺盆穴，对称用力提拿。

4. 背部 患者取坐位，将一上臂后伸屈曲贴住腰部，术者一手扶住患者肩部，另一手拇指与四指指端沿着患者肩胛骨内侧及脊柱之间，紧贴皮下摸到条索状肌腱，提拿3～5次。

5. 腹部 患者取坐位，术者位于患者前面，嘱患者放松腹肌，术者一手扶患者腰部，一手紧贴其肚脐旁（天枢穴），在腹壁下摸到条索状肌腱一提即放，又称"拿肚筋"。

6. 四肢部 上肢部：患者取坐位，术者站于一侧，一手托住患者前臂，另一手拇指与四指呈鸭嘴形，提拿三角肌、肱三头肌、肱二头肌及极泉、曲池、手三里、少海、小海、合谷等穴。其中提拿极泉穴，又称"拿电门"。下肢部：患者俯卧，术者站在患者侧面，提拿内收肌、股四头肌，向下提拿委中、承山（腓肠肌）、阳陵泉。

【要领】
1. 肩肘关节放松，五指关节做屈伸，指面着力，不可用指甲掐压及拖拉。
2. 手法轻快有力、柔和，动作协调有节律。
3. 作用力由轻而重，根据病情轻重调整用力，但应在患者能忍受的范围内进行。

【应用】
提拿法有祛风散寒、疏通经络、调和气血、清利头目、安神定魄、宽胸理气等功效。常用于头部，治疗头痛、失眠等症；用于胸部，治疗胸胁屏伤、肺气肿、肺结核、哮喘等病症；用于颈肩部，治疗高血压、肩周炎、颈椎病等病症；用于背部，捏拿背部大筋治疗背部牵痛、麻木不仁等症；用于腹部，捏拿脐旁两侧（天枢穴）腹下肌腱，适用于腹痛、腹泻等症；用于四肢，如提拿极泉、少海、小海、曲池、委中、阳陵泉、承山等穴，治疗手足麻木、风湿痹痛等症。

三、点法

用拇指指端或屈指第2关节（拇、食、中指均可）突起部，点按一定部位，并深压揉动的手法，称为"点法"。

【术式】
在人体选定部位，用拇指指端或屈指第2关节（拇、食、中指均可）突起部进行点按，刺激量由轻到重，由浅入深，以酸胀得气为度（图2-10）。

【要领】
1. 指端点时，需手握空拳，前臂及腕用力下压。
2. 指关节点时，紧握拳，前臂及腕用力下压。
3. 点时需紧贴穴位，用力由轻到重，由浅入深。

【应用】
点法是一种刺激量较强的手法，具有疏通经络、和气止痛、祛风散寒、开窍醒脑之功效。适用于全身各部位，常用于骨缝间或循经

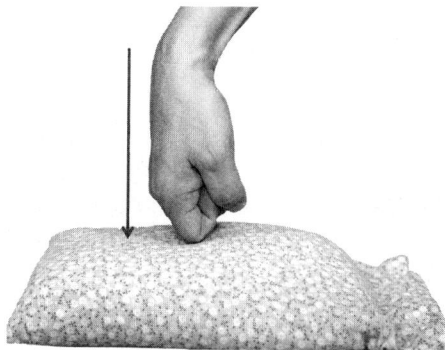

图 2-10 点法

选穴，根据不同疾病循经取穴。如点头维穴、风池穴可除头风；用拇指端点人中穴（又称"掐人中"），可使昏迷患者苏醒，达到开窍醒脑的目的；如点脾俞、胃俞、胆俞、胆囊穴，可以使胃脘痛、胆绞痛患者立即止痛；点大肠俞和上髎、次髎，可治外伤风湿引起的腰痛；点三阴交，可治疗痛经；点阑尾穴，可止腹痛；点天宗、肩贞，可治疗漏肩风；点居髎、环跳，可治疗腰腿痛；点角孙、脑空，可治疗头痛、头胀、鼻塞等。

四、分法

用双手拇指罗纹面紧贴皮肤，向左右两侧直线推动的手法，称为"分法"。

【术式】

患者取坐位，术者站于患者前侧，两手拇指罗纹面紧贴皮肤，向左右两侧均匀推开。如分前额印堂穴，四指扶住患者两颞或面部两侧，由中间向两侧分抹，由印堂推向两侧太阳；分眉弓，即由眉头向两侧眉梢分推；分迎香，即由迎香穴向地仓穴分推；分人中，即由人中穴向口角分推；分承浆，即由承浆向地仓分推（图2-11）。

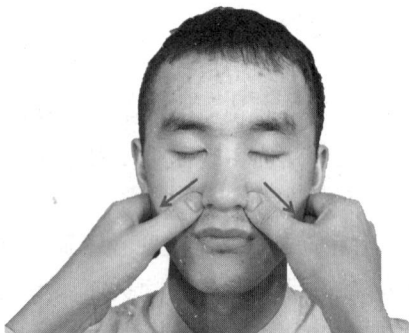

图 2-11　分法

【要领】

1.指面紧贴患者皮肤做缓慢的直线移动，其余手指要协同助力。

2.左右两手用力要相同、缓和。

3.用力重而不滞，轻而不浮。

【应用】

分法具有镇静安神、醒脑开窍等功效。适用于头面部的印堂、眉棱骨、迎香、人中、承浆等穴位，对感冒头痛、鼻塞、高血压、失眠等病症均有疗效。

五、合法

用双手拇指罗纹面或两手大、小鱼际在一定部位上合而用力，由两侧向中间推拢的手法称为"合法"（图2-12）。合法与分法相对而言。

【术式】

患者取坐位，术者站于患者前侧，双手大鱼际紧贴患者两颞前部，四指微屈，由前额向后沿胆经缓慢用力移至枕部。或术者两手掌朝上，小鱼际紧贴患者枕部，由上而下至风池穴，再沿胸锁乳突肌缓慢用力移至锁骨上区。

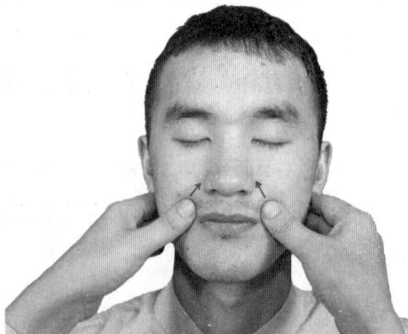

图 2-12　合法

【要领】

1.两手大鱼际及小鱼际分别紧贴皮肤，合掌用力缓慢移动。

2.左右两手用力要相同，用力要缓和。

3.用力要轻而不浮，重而不滞。

【应用】

合法常用于两颞、枕部及项部，有祛风散寒、清头目、平肝阳、安心神之功效，适用于感冒头痛、头晕、失眠、高血压等病症。

六、扫散法

以拇指偏锋及其余四指指端在头侧做前后上下往返扫散动作的手法，称"扫散法"。

【术式】

患者取正坐位，术者立于前侧，一手扶患者头部一侧，另一手拇指和四指分开，拇指偏峰置于率谷穴，其余四指依次置于头部一侧，腕关节摆动，由前向后做扫散动作约15次。可向后扫散至枕后脑空、风池穴，换手操作头部另一侧（图2-13）。

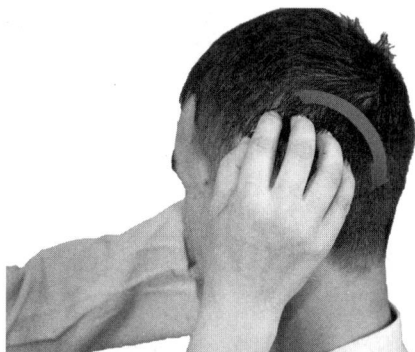

图2-13 扫散法

【要领】

1.操作时腕关节适度紧张，以前臂主动的屈伸运动带动腕关节来回摆动，来完成整个扫散动作。

2.手法操作过程中，应保持患者头部固定，勿来回摇动，以免引起头晕等不适。

3.手法力量不宜太轻或太重，推出时以拇指桡侧面接触到皮肤为度，勿过分加力或浮于头发之上；收回时微微离开皮肤。

4.操作时，紧贴皮肤之拇指应顺发而动，头发较多者，可将拇指伸入发间进行操作，避免牵拉发根而致疼痛。

5.注意动作连贯，快慢适度，轻重有致，一气呵成。

【应用】

扫散法有明目醒脑、祛风散寒、平肝潜阳之功效。主要用于头部，对头痛、头晕、失眠、高血压及脑震荡后遗症均有一定治疗作用。

七、理法

用单手或双手拇指罗纹面紧贴皮肤，或食、中两指指节夹紧指节做左右拨动或由上而下用力捋过的手法，称为"理法"。

【术式】

患者取正坐或站立位，术者一手握掌，另一手拇指罗纹面紧按患者掌背肌腱，其余四指抵住其掌心，拇指向一侧做拨动动作，或两手拇指罗纹面同时进行；随后一手握腕，另一手食中两指屈曲，用第2指节夹住患者手指由上而下移动，依次对五指进行理顺，以指节同时出现松动和响声为宜。一般结合其他操作后再理掌背及五指（图 2-14）。

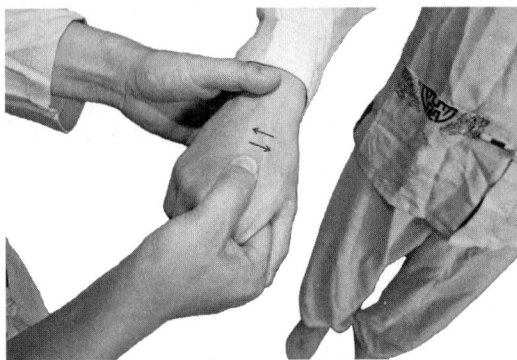

图 2-14　理法

【要领】

1.用拇指罗纹面紧贴患者掌指皮肤，四指抵住另一侧，按住肌腱向左右拨动，两手拇指同时进行交互进行。

2.两指屈曲以第 2 指节夹住患者一指由上而下用力捋过，五指依次进行。

3.用力重而不滞，轻而不浮。

【应用】

理法有疏通经络、活利指节之功效。适用于手背、五指及足背。对类风湿关节炎如肢体麻木等症及肢体伤筋均有治疗作用。

八、劈法

以手掌侧劈击指缝的手法，称为"劈法"。

【术式】

患者取正坐或站立位，嘱患者上臂向前侧方平举，将五指用力分开，术者一手握住患者腕部，拇指抵住其掌腕部，另一手掌平直，四指并拢，用手掌尺侧面，劈击患者四指缝，依次逐个劈击（图 2-15）。

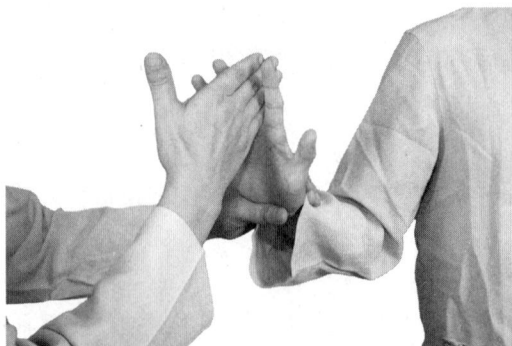

图 2-15　劈法

【要领】

1.手掌平直，四指并拢，手掌尺侧作力点。

2.用力要稳，重而不滞，轻而不浮。

【应用】

劈法有疏通经络之功效。适用于两手四缝，肢体麻木、气血不和及内妇科杂证均可配合治疗。

九、运法

握住上肢做缓和回旋或环转动作的手法，称为"运法"。

【术式】

患者取正坐或立位，嘱患者放松上臂，术者两手将患者一侧上臂握住托起由前而后运转。术者一手握住患肢的掌心腕部，另一手以掌背相抵［图2-16（1）］，将患肢腕部徐徐向前向上、由前向后［图2-16（2）］，当上臂上举至160°左右时，随即反转，托腕转为握腕［图2-16（3）］，另一手（原握腕之手）随手腕沿前臂向下滑至肩部按住，此时握腕之手向上拉，按肩之手向下压，使患肢充分伸展［图2-16（4）］，随即向后环转，往返3次，再转为由后向前，手势反之重复，往返3次结束。同法用于另一侧上臂。

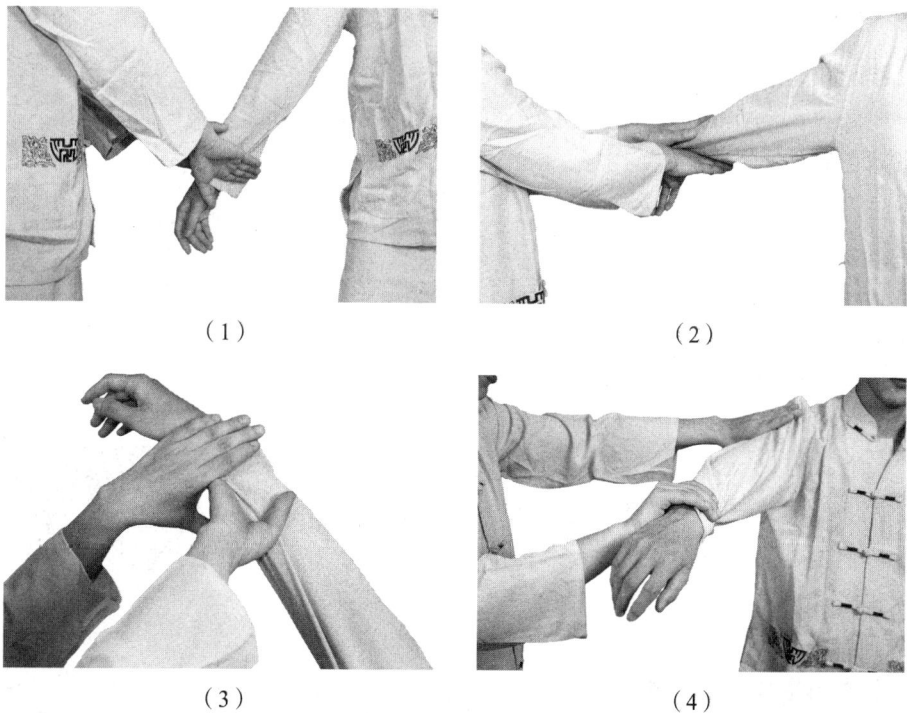

（1）

（2）

（3）

（4）

图2-16 运法

【要领】

运法动作缓和，用力要稳，运动方向及幅度须在生理许可范围内或在患者能忍受的范围内进行。

【应用】

运法有滑利关节、舒筋通络、调和气血之功效。适用于上肢,对上肢麻木、肩关节粘连,以及内妇科虚劳杂证均有治疗作用,可配合其他手法使用。

十、背法

术者用两肘套住患者肘弯部,弯腰将患者背起,并牵伸抖动患者腰部的方法,称为"背法"。

【术式】

术者和患者背靠背站立,嘱患者两肘微曲稍外展,术者将两肘套住患者肘弯部,弯腰将患者背起,两脚离地,术者臀部抵住患者腰部,同时屈膝挺臀,伸膝抖动背伸患者腰部。(图2-17)对症状重者,可做左右摆动再做抖动,效果更佳。

【要领】

1. 手挽手背起时,注意臀部顶住患者腰骶部。

2. 伸屈膝动作和臀部的抖动要协调。

3. 在做抖动动作时,让患者放松,可做咳嗽动作配合。

【应用】

背法具有行气活血、滑利关节之功效。常用于胸腰部损伤,促使扭挫的小关节复位,对胸胁屏伤、岔气、腰部扭伤及腰椎间盘突出症均有较好的治疗效果。

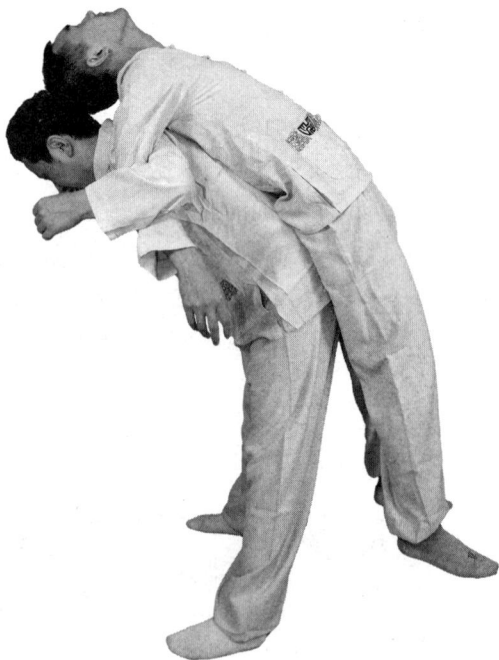

图2-17　背法

十一、拔伸法

拔伸即牵拉、牵引的意思,固定肢体或关节的一端,牵拉另一端的方法,称为"拔伸法"。

【术式】

1. 颈椎拔伸法　患者正坐,术者站在患者背后,用双手拇指顶在患者枕骨下方,掌根托住其两侧下颌角的下方,并用两前臂压住患者两肩,双手用力向上牵拉,两前臂下压,同时往相反方向用力(图2-18)。

2. 肩关节拔伸法　患者坐势,术者用双手握

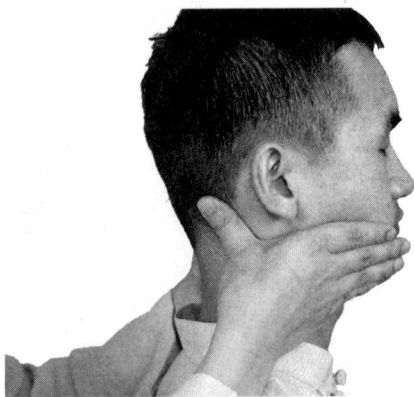

图2-18　颈椎拔伸法

住其腕或肘部，逐渐用力牵拉，嘱患者身体向另一侧倾斜（或有一助手帮助固定患者身体）与牵拉之力对抗（图2-19）。

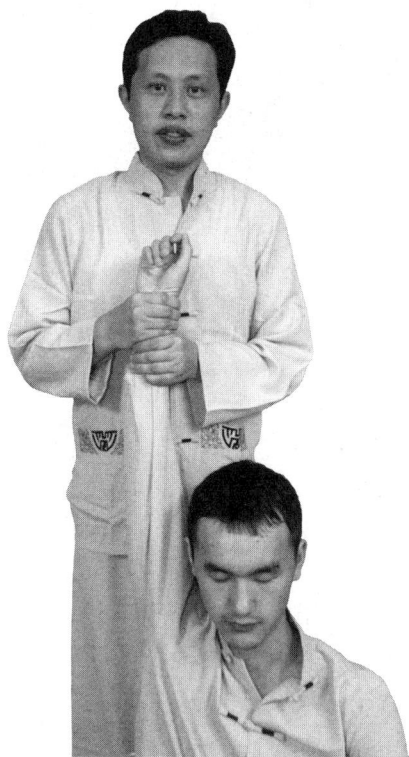

图2-19 肩关节拔伸法

3. 腕关节拔伸法 患者正坐，术者坐于患侧，一手握住其前臂中段，另一手握住其手掌，做腕关节用力牵拉（图2-20）。

4. 指间关节拔伸法 术者一手捏住被拔伸指间关节的近侧端，另一手捏住其远侧端，两手同时朝相反方向用力牵拉（图2-21）。

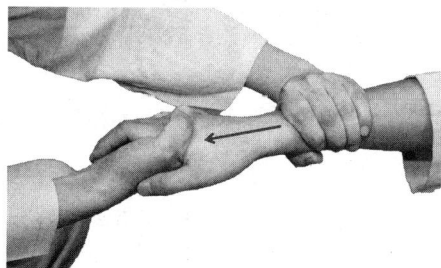

图2-20 腕关节拔伸法

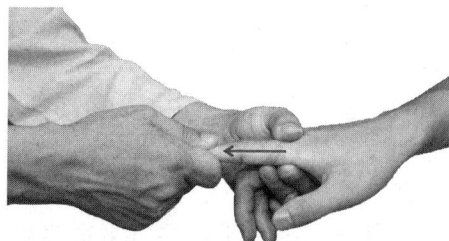

图2-21 指间关节拔伸法

5. 踝关节拔伸法 患者取仰卧位，术者一手握住患者脚大趾处，一手托住其足跟，嘱患者两手握住床边，用力牵拉踝关节（图2-22）。

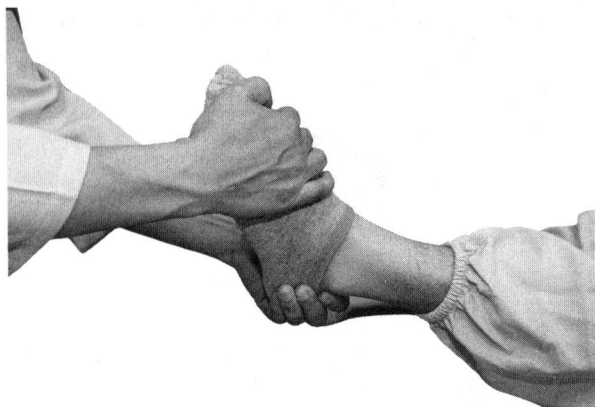

图 2-22　踝关节拔伸法

【要领】

1.一手固定关节一端，另一手做对抗性用力，或以身体自重固定近端，两手握住关节远端，徐徐用力。

2.用力要均匀而持续，动作要缓和。

【应用】

拔伸法有理筋整复之功效，适用于项、肩、腕、指、踝关节的错位伤筋等。

十二、击法

用拳、掌、指、桑枝棒等叩击体表的方法，称为"击法"。棒击法是内功推拿特色疗法，将单独介绍。

【术式】

1. 掌击法　手指自然松开，腕略背伸，用掌根部击打体表。如掌击囟门，患者取正坐位，嘱患者齿咬紧，舌抵上腭，目平视，术者立于其前侧，一手托住患者枕后，另一手用掌根叩击其囟门穴，先轻轻叩击几下，再稍加力重击3次即可（图2-23）。

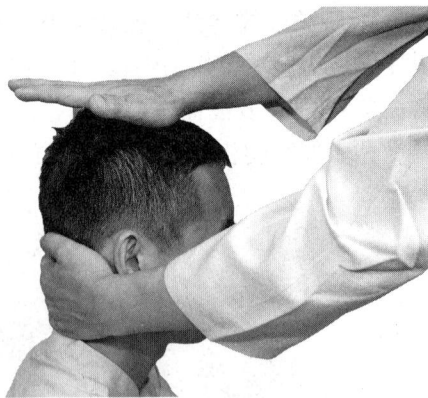

图 2-23　掌击法

2. 拳击法　术者手握拳，腕背要挺直，以拳背着力于治疗部位，运用肘关节屈伸和前臂的力量，将拳背平击在治疗部位上。如拳击大椎、八髎穴，患者取正坐位，术者立于患者后侧，一手扶肩，另一手用拳背平击患者大椎，再击八髎穴（图2-24）。多在常规手法操作后即将结束治疗时使用。

3. 侧击法　手指并拢伸直，腕略背伸，用小指侧及小鱼际侧击打患者体表（图2-25）。

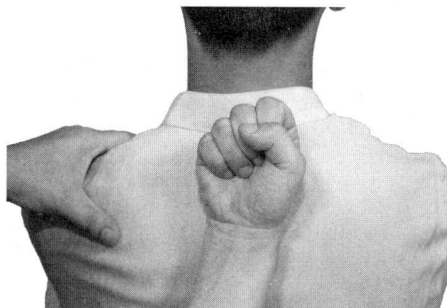

图 2-24 拳击法

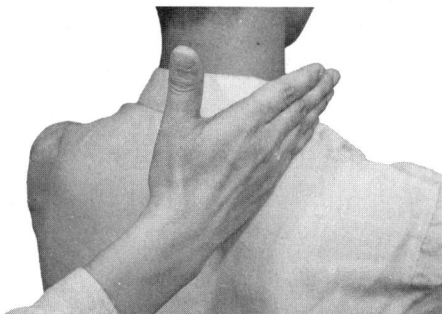

图 2-25 侧击法

4. 指尖击法 手指半屈，腕关节放松，运用腕关节的屈伸，以指端轻轻击打患者体表，双手可交替操作（图 2-26）。

【要领】

1. 动作要快速而短暂，垂直叩击体表，不能有拖拉动作。

2. 频率均匀有节奏，不要断断续续。

3. 用力要由轻到重，拳击法操作时，要轻轻引击，随后重击 3 次即可。

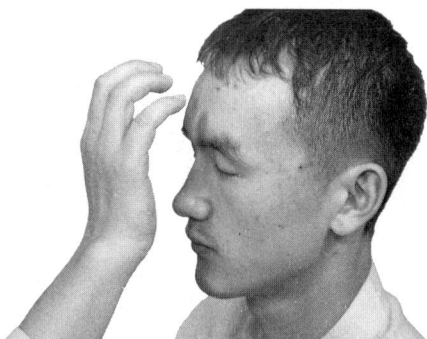

图 2-26 指尖击法

【应用】

击法有醒脑开窍、平肝潜阳、调和气血之功效。常作为辅助手法，适用于头顶、肩背、腰臀及四肢部，如击囟门、大椎、八髎等穴，配合治疗头痛、失眠、风湿痹痛和肌肉麻木不仁等症。

十三、啄法

五指端聚拢呈梅花状，啄击治疗部位的手法，如鸡啄米状，故称为啄法，又称为"餐法"。

【术式】

术者五指屈曲，拇指与其余四指聚拢呈梅花状，做腕关节伸屈运动，使指端垂直啄击治疗部位（图 2-27）。

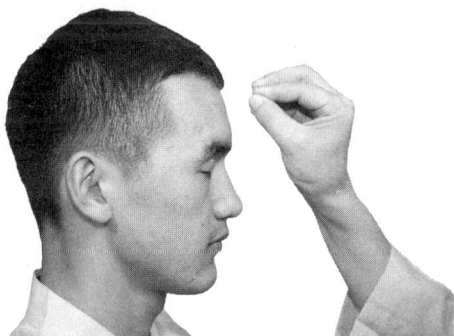

图 2-27 啄法

【要领】

1. 腕关节放松，动作轻巧、灵活。

2. 头部、胸部操作，宜幅度小、频率快；背部操作，宜幅度大、频率慢。

3. 用力轻快，着力均匀。

【应用】

本法具有活血止痛、通经活络、开胸顺气、安神醒脑的功效，适用于头部及胸背部。

1. 头顶前额部应用 常与抹法、推拿、按法、揉法配合应用。用于治疗头痛、头晕、失眠、神经衰弱、脑震荡后遗症以及脑栓塞后遗症等病症。

2. 颈背部以及胸部的应用 常与滚法、摩法、揉法、按法等方法配合运用。治疗颈背部肌肉酸痛、板滞以及胸胁胀痛等病症。

第二节　辅助手法

一、推法

术者用指、掌、拳、肘着力于人体的治疗部位做单方向直线移动的手法称为"推法"。用手指指面着力的称为"指推法"；用手掌或掌根着力的称为"掌推法"；手握拳，用拳面着力的称为"拳推法"；用肘尖着力的称为"肘推法"。

【术式】

1. 指推法

（1）拇指推法：术者用拇指指面着力于一定的治疗部位或穴位上，其余四指分开助力，做拇指内收运动，使指面在治疗部位或穴位上做直线推进（按经络循行或肌纤维平行方向推进）（图2-28）。

（2）屈拇指推法：用拇指指间关节背部着力于一定的治疗部位或穴位，做单方向直线推动（图2-29）。

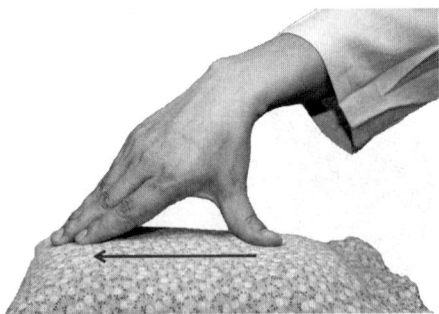

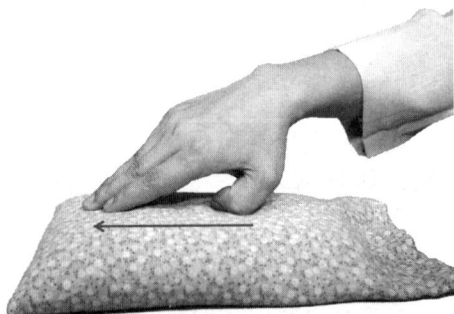

图2-28　拇指推法　　　　　　　　　　　　　图2-29　屈拇指推法

（3）屈食指推法：用食指第1节指间关节背部着力于一定的治疗部位或穴位，做单方向直线推动（图2-30）。

2. 掌推法 术者用手掌或掌根着力于一定的治疗部位或穴位上，以掌根为重点，运用前臂力量向一定方向推进（图2-31）。需要增大压力时，可用另一手掌重叠于掌背推进。

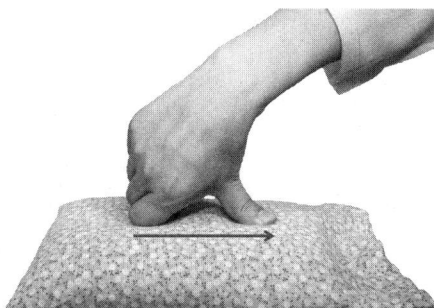

图 2-30 屈食指推法

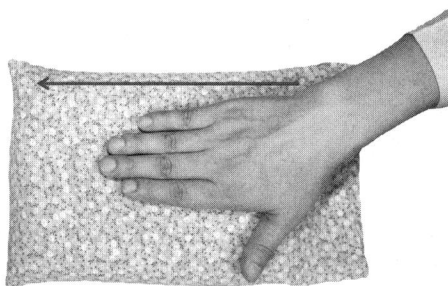

图 2-31 掌推法

3. 拳推法 术者手握成拳，用食指、中指、环指、小指四指的指间关节背部突起处着力，向一定方向推进（图 2-32）。

4. 肘推法 术者屈曲肘关节，用尺骨鹰嘴突起处（肘尖）着力于一定的治疗部位，向一定方向推进（图 2-33）。

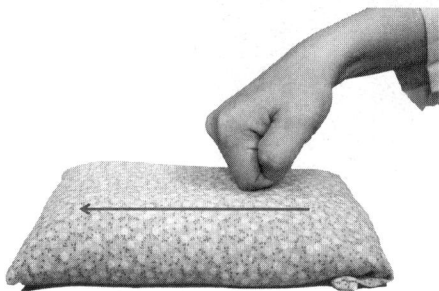

图 2-32 拳推法

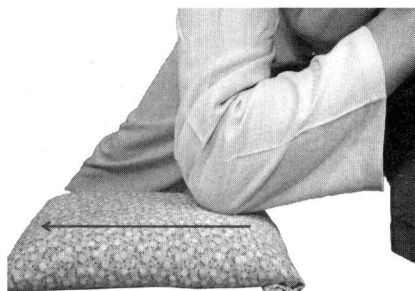

图 2-33 肘推法

【要领】

1. 着力面要紧贴体表的治疗部位。

2. 向下压力应均匀适中，过轻起不到治疗作用，过重易引起皮肤折叠而发生破损。

3. 用力深沉、平稳，呈直线移动，不可歪斜。

4. 推进的速度宜缓慢均匀，特别是肘推法。

5. 推法可以直接在体表操作，临床应用时可在施治部位涂抹少许介质。

【应用】

推法具有温经活络、解郁除闷、活血止痛、健脾和胃、调和气血的功效，在全身各部位均可使用。

一般指推法适用于肩背部、胸腹部、腰臀部及四肢部。如推桥弓，即用拇指从翳风穴由上而下推至锁骨上窝，具有平肝息风、清脑明目、宁心安神的功效，常与五指抓头顶、扫散法、抹前额和一指禅推法配合应用，治疗高血压、头痛、头晕、失眠等症。

掌推法适用于面积较大的部位，如腰背部、胸腹部及大腿部等。如掌推腰背及四肢，具有舒筋通络、理筋止痛的功效。治疗四肢关节软组织损伤、局部肿痛、活动不利等症时，常与擦法、按揉法、湿热敷配合使用。治疗背部肌肉酸痛、板滞时，常与擦法、按揉法配合应用。

拳推法是平推法中刺激较强的一种手法，适用于腰背部及四肢部的劳损、宿伤及风湿痹痛等。

肘推法是推法中刺激最强的一种，适用于脊柱两侧华佗夹脊穴及大腿后侧，常用于体型壮实，肌肉丰厚，以及脊柱强直或感觉迟钝的患者。如治疗迁延日久的腰腿痛、腰背部僵直、感觉迟钝等病症，常与拍法、擦法、肘压法等配合应用。

二、拿法

用拇指与其余四指罗纹面对称用力内收提起并捏揉的手法称为"拿法"（图 2-34）。

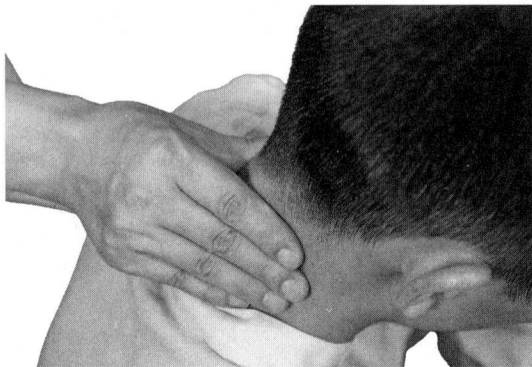

图 2-34　拿法

【术式】

1. 二指拿法　拇指罗纹面和食指罗纹面相对用力夹住治疗部位的肌筋逐渐用力内收提起，并做轻重交替而连续的一紧一松的捏提和捏揉动作。

2. 三指拿法　拇指罗纹面和食、中指罗纹面相对用力夹住治疗部位的肌筋，逐渐用力内收提起，并做轻重交替且连续的一紧一松的捏提和捏揉动作。

3. 四指拿法　拇指罗纹面和食、中、无名指罗纹面相对用力夹住治疗部位的肌筋，逐渐用力内收提起，并做轻重交替且连续的一紧一松的捏提和捏揉动作。

4. 五指拿法　拇指罗纹面与其余四指罗纹面相对用力夹住治疗部位的肌筋，逐渐用力内收提起，并做轻重交替而连续的一紧一松的捏提和捏揉动作。

【要领】

1. 操作时腕关节要放松，动作灵活而柔和。

2. 着力面为罗纹面，不可用指端或爪甲内抠。

3. 操作时捏揉动作要连贯而有节奏。

4. 拿法运劲要由轻到重，不可突然用力或使用暴力。

5. 拿法刺激较强，拿后常继以搓揉，以缓和刺激。

【应用】

拿法临床应用广泛，常用于颈项部、肩背部和四肢部。

1.拿风池穴 具有发汗解表、开窍醒神的功效。常与按揉太阳、睛明穴以及扫散法等手法配合应用，用于治疗头痛、感冒、鼻塞、项强等症。

2.拿肩井 具有祛风散寒、调和气血的功效，用于治疗感冒、上肢痹痛等症。

3.拿颈项部 具有祛风散寒、开窍明目、舒通经络的功效，用于颈项不适、头昏目眩、感冒等。

4.拿上肢 具有疏经通络、松肌解痉的功效。用于上肢痹痛等。

三、按法

用手指或手掌着力于治疗部位或穴位上，逐渐用力向下按压的手法，称为"按法"。其中以拇指或食、中、无名指指面着力者，称为"指按法"；以掌根、鱼际、全掌或双掌重叠着力者，称为"掌按法"。

【术式】

1.指按法

（1）拇指按法：术者拇指伸直，用拇指指面着力于治疗部位（经络或穴位），垂直用力，向下按压，使刺激充分达到肌肉组织的深层，使患者产生酸、麻、重、胀和走窜等感觉，持续数秒后，渐渐放松，如此反复操作。其余四指握拳或张开，起支持作用，以协同助力（图2-35）。

（2）中指按法：术者中指指间关节、掌指关节伸直，食指搭于中指末节指间关节背侧，其余四指弯曲，用中指指端着力于治疗部位（经络或穴位），垂直用力，向下按压，使刺激充分达到肌肉组织的深层，使患者产生酸、麻、重、胀和走窜等感觉，持续数秒后，渐渐放松，如此反复操作（图2-36）。

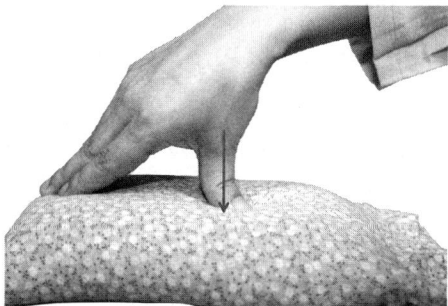

图 2-35　拇指按法　　　　　　　　　　图 2-36　中指按法

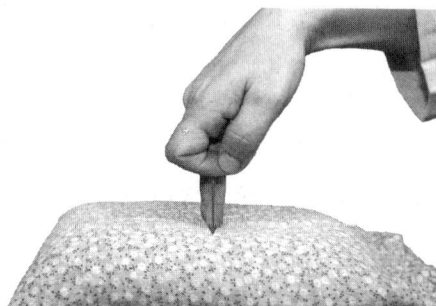

（3）三指按法：术者食、中、无名三指指间关节和掌指关节均伸直，用食、中、无名三指指腹着力于治疗部位（经络或穴位），垂直用力向下按压，使刺激充分达到肌肉组织的深层，使患者产生酸、麻、重、胀和走窜等感觉，持续数秒后，渐渐放松，如此反复操作（图2-37）。

2. 掌按法　术者腕关节放松，用掌根、鱼际或全掌着力于治疗部位，而后做垂直用力向下按压（图 2-38）。在按压时应稍停留 3 ~ 5 秒，松开后再重复按压，即"按而留之"。掌按法在操作时，根据疾病治疗的需要或者部位的不同，可采用单掌按法或双掌按法。

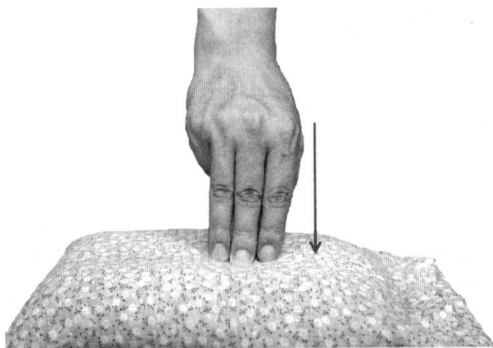

图 2-37　三指按法　　　　　　　　　　图 2-38　掌按法

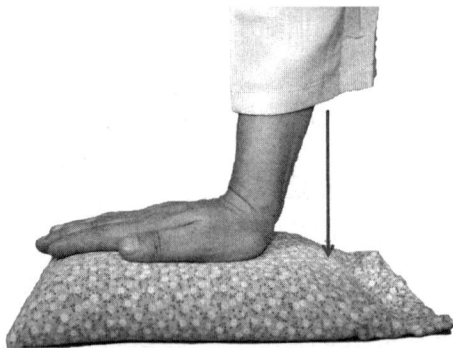

【要领】

1. 按法操作时，按压的方向应垂直于治疗部位。

2. 用力要由轻到重，平稳而持续，力量逐渐增加，使刺激充分透达到机体组织深部。

3. 按而留之，不宜突然松手。

4. 忌粗暴施力。

5. 指按法时掌指关节以及指间关节均应伸直。

6. 若要增加按压力量，可用双指或双掌重叠按压（即叠指按法或叠掌按法），也可上身前倾伸肘，以借助身体的重力增加按压力量。

【应用】

指按法主要用于经穴及阿是穴，适用于全身各部位或穴位。具有较好的行气活血、开通闭塞、缓急止痛的功效。常用于治疗各种急、慢性疼痛。

掌按法有接触面积大，压力重而刺激缓和的特点。适用于面积大而又较为平坦的腰背部、腹部、下肢等部位。具有疏经通络、开通闭塞、温中散寒的功效。常用于急慢性腰痛、腹痛及运动系列损伤疼痛。

四、摩法

术者用手掌或指腹轻放于体表治疗部位，做环形、有节律摩动的手法。用手指指面着力摩动的手法称为"指摩法"；用手掌面着力摩动的手法称为"掌摩法"。

【术式】

术者用手指指面或手掌面，轻放于患者体表的一定治疗部位或穴位，做环形的、有节律的摩动。

1. 指摩法　用手指着力做环形有节律的摩动。术者指掌部自然伸直、并拢，腕关节微屈，将食指、中指、无名指、小指的末节指面附着于治疗部位上，沉肩、垂肘，以肘关节为支点，前臂做主动摆动，带动四指在体表做环转摩动（顺时针或逆时针方向）（图2-39）。

2. 掌摩法　用手掌着力做环形有节律的摩动。术者手掌自然伸直，腕关节微背伸，将手掌平放于体表治疗部位或穴位上，以掌心或掌根部作为着力点，腕关节放松，以肘关节为支点，前臂做主动摆动，带动手掌在体表做环转摩动（顺时针或逆时针方向）（图2-40）。

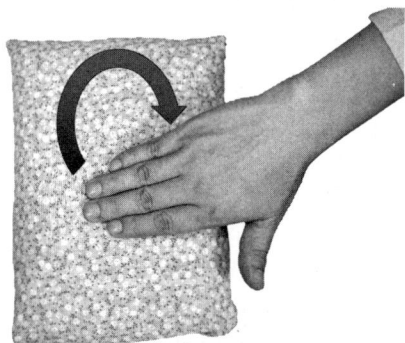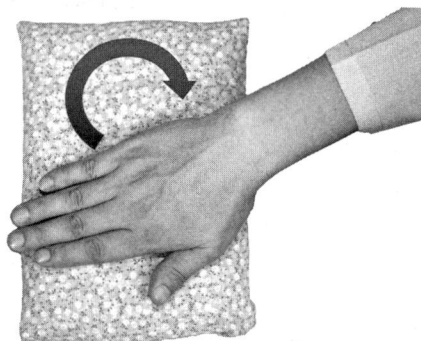

图 2-39　指摩法　　　　　　　　　　　　　　图 2-40　掌摩法

【要领】

1. 摩法操作时，肘关节微屈在 120°～150°。

2. 腕关节放松，指掌关节自然伸直，手指并拢。

3. 操作时指面或掌面要紧贴体表治疗部位，可做顺时针或逆时针方向摩动。

4. 摩动时压力要均匀，动作要轻柔。指摩法操作时宜轻快，频率约 120 次/分钟；掌摩法操作时宜稍重缓，频率约 100 次/分钟。

【应用】

摩法刺激柔和舒适，可应用在全身各部位，以胸腹部以及胁肋部为常用。

1. 在腹部应用时，临床上常与推摩法、振法以及鱼际揉法配合应用，治疗脘腹部胀痛、泄泻、便秘、消化不良等胃肠道疾病。具有和中理气、消食导滞、调节胃肠等功能。

2. 胸胁部应用时，常与指摩法、擦法等方法配合应用，治疗胸胁胀满、咳嗽、气喘以及胸胁屏伤等症。具有宽胸理气、宣肺止咳的功效。

3. 在腰背、四肢部位应用时，常与滚法配合应用，治疗四肢关节外伤肿痛以及风湿痹痛等症。具有行气活血、散瘀消肿之功效。

4. 在少腹部应用时，常与一指禅推法和擦法合用，治疗遗尿、女子不孕、痛经、闭经或男子阳痿、遗精等病症。

古人按照摩法操作的速度将摩法分为补法和泻法。如《厘正按摩要术》中云："急摩为泻，缓摩为补。"

五、揉法

术者用手指的罗纹面或手掌面着力于治疗部位或穴位，做轻柔缓和的环旋运动并带动该处的皮肤及皮下组织一起揉动的手法，称为"揉法"。

【术式】

1. 指揉法

（1）拇指揉法：用拇指的罗纹面，轻按于一定的治疗部位或穴位，腕关节放松，前臂做主动摆动，带动腕关节的摆动，使拇指罗纹面在治疗部位上做小幅度轻柔的环旋运动，并带动该处的皮肤及皮下组织一起揉动（图2-41）。

（2）中指揉法：术者中指伸直，食指搭于中指远端指间关节背侧，腕关节微屈，用中指指腹着力于一定的治疗部位或穴位上，以肘关节为支点，前臂做主动摆动，带动腕关节的摆动，使中指指腹在治疗部位上做小幅度轻柔的环旋运动（图2-42）。

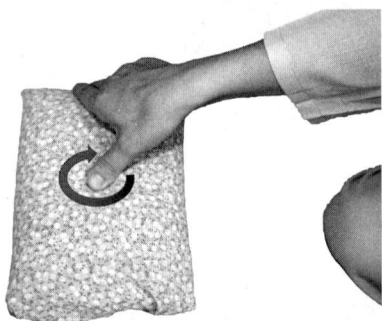

图2-41　拇指揉法

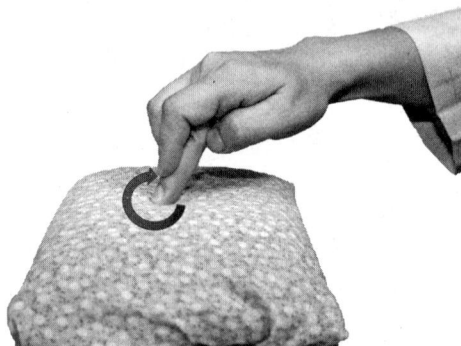

图2-42　中指揉法

（3）双指揉法：术者食、中指伸直，腕关节微屈，用食、中指罗纹面着力于一定的治疗部位或穴位，以肘关节为支点，前臂做主动摆动，带动腕关节的摆动，使食、中指指腹在治疗部位上做小幅度轻柔的环旋运动。

（4）三指揉法：术者食、中、无名指伸直，腕关节微屈，用食、中、无名指罗纹面着力于一定的治疗部位或穴位，以肘关节为支点，前臂做主动摆动，带动腕关节的摆动，使三指的指腹在治疗部位上做小幅度轻柔的环旋运动。

（5）叠拇指揉法：双手拇指相叠做揉法称为叠拇指揉法，此法是为了加强揉法的强度。

2. 鱼际揉法

术者用鱼际吸定于治疗部位或穴位，沉肩、垂肘，腕关节放松呈微屈或水平状，拇指内收，四指自然伸直，以肘关节为支点，前臂做主动摆动，带动腕关节、带动皮下组织一起揉动（图2-43）。

3. 掌揉法

术者用手掌根附着于治疗部位或穴位，稍用力下压，腕关节放松，运用前臂力量带动腕、掌、指在治疗部位上做小幅度轻柔缓和的环旋运动，并带动该处的皮肤及皮下组织一起揉动。为加强刺激强度可以双掌相叠揉动（称为叠掌揉法）（图 2-44）。

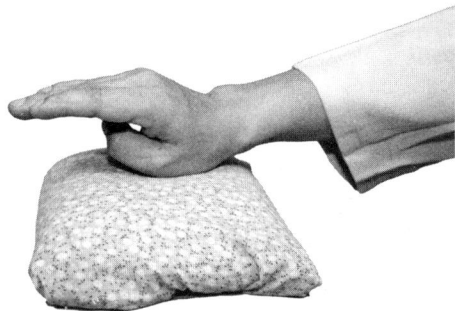

图 2-43 鱼际揉法

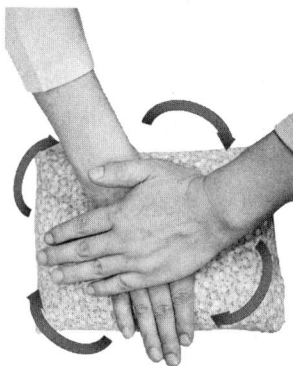

图 2-44 叠掌揉法

【要领】

1. 揉法着力点要吸附，不可有摩擦与移动。

2. 揉法动作灵活、协调而有节律性。

3. 指揉法揉动时幅度要小，频率要适中；中指揉时，指间关节、掌指关节均要伸直；拇指揉法时，仅靠拇指掌指关节做环旋运动。

4. 鱼际揉法术者不可耸肩，腕关节不可背伸。

5. 掌揉法操作时，腕关节放松，压力轻柔，动作灵活，吸定，既不能有体表的摩擦，也不能有向下按压的动作。

6. 频率 120 ~ 160 次 / 分钟。

【应用】

指揉法，施术面积较小，动力集中，动作柔和而深沉，适用于全身各部位或穴位，其治疗作用取决于所取穴位的特异性。

双指揉法，临床上常用于同时分揉二穴，多用于小儿。

三指揉法，临床常用于同时分揉三穴，如三指揉神阙与两侧天枢，治疗脘腹胀痛、便秘等症，以及三指同时揉胸锁乳突肌治疗小儿斜颈。

鱼际揉法主要用于头面、胸腹和四肢部。

鱼际揉头面部具有祛风通络、安神醒脑明目的功效，用于治疗头痛、头晕、失眠、面瘫等。

鱼际揉胸胁部具有宽胸理气、行气活血的功效，用于治疗咳嗽、胸闷、气喘、胸胁屏伤。

鱼际揉脘腹部具有健脾和胃、消积导滞的功效，用于治疗脘腹胀痛、泄泻、便秘等。

鱼际揉四肢关节具有舒筋活血、消肿止痛的功效，用于治疗软组织急性扭挫伤、局部肿痛、运动障碍等。

掌揉法着力面积大，刺激柔和舒适，适用于面积大又较为平坦的部位，如腰背部、腹部以及四肢。

1.掌揉腹部，具有温中散寒的功效，常用于治疗脘腹疼痛，与按揉足三里，背部的脾俞、肝俞、胆俞、阿是穴等配合应用。

2.掌揉腰背部，掌根揉腰背部两侧肾俞、命门、腰阳关、八髎穴，用于治疗肾虚腰痛、腰三横突综合征，常与按法、擦法等配合应用。

3.掌揉膝部，常由于治疗膝关节酸痛、屈伸不利等症。操作时患者取仰卧位，两下肢伸直，术者用手掌轻放于髌上，做环转揉动并带动髌骨一起揉动。

4.掌揉腰背部以及四肢肌肉，有较好的放松肌肉、松解痉挛的作用，常用于治疗腰背部以及四肢肌肉的酸痛及强刺激手法作用后引起的不适感。

六、搓法

用手掌面着力于治疗部位或夹住肢体做交替搓动的方法，称为"搓法"。

【术式】

患者肢体放松，术者用双手掌面夹住肢体的治疗部位，然后相对用力，做方向相反的快速搓揉、搓转或搓摩运动，并同时做上下往返移动（图2-45）。双手掌对称用力，做前后环转搓摩运动的，称搓摩法；用双手掌对称用力，搓揉肩部的，称为搓揉法。

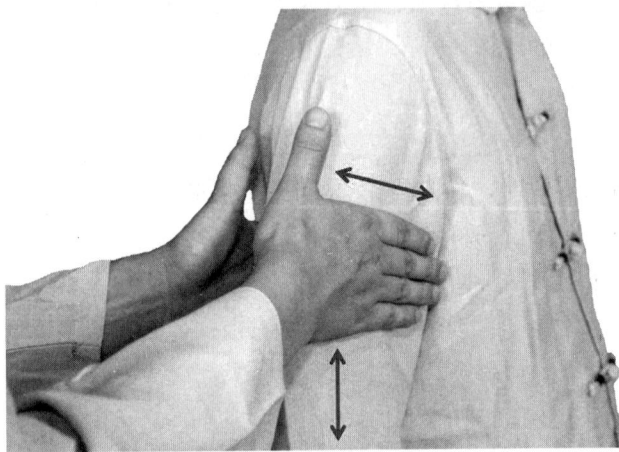

图 2-45 搓法

【要领】

1.操作时，双手用力要对称。

2.搓揉、搓摩动作要快，但移动要慢。

3.术者腕关节放松，动作要灵活，治疗部位不宜夹得太紧。

4.操作时动作要连贯。

【应用】

《医宗金鉴·正骨心法要旨》谓："以手轻轻搓揉，令其骨合筋舒。"其治疗作用根据治疗部位而论，操作方法亦随不同部位而变化。临床上常作为辅助性结束手法应用，适用于四肢、腰背及胁肋部，以上肢为常用。

1. 肩及上肢部应用　常用于治疗肩及上肢部酸痛，活动不利。具有调和气血、疏通经络、放松肌肉的功效。操作时患者取坐位，患侧上肢部放松，并自然下垂。术者站于患者侧方，上身略前倾，用双手分别夹住患者肩部前后部，然后由上而下，由肩部→上臂→前臂→腕部。在搓肩关节时，双手呈顺时针方向的环形搓揉，然后顺势向下搓上臂、前臂部，双手呈一前一后的交替搓转动作，并向下移动至腕部，再由腕部向上搓至腋下，如此往返 3 ~ 5 遍。搓法常与抖法合用，作为治疗的结束手法，以缓解因刺激手法可能引起的不良反应。

2. 腰背部应用　常用于治疗腰背部肌肉酸痛、板滞等症。具有行气活血、疏经通络的功效。操作时，患者取卧位或坐位（上身前倾），术者双掌夹扶住患者腰背部肌肉，然后双手同时用力做快速的搓摩运动，同时做上下来回往返移动。

3. 胁肋部应用　临床上常用于治疗胸闷、气喘腹胀以及因肝气郁结引起的头痛、头晕、失眠等症。具有疏肝理气、平喘降逆的功效。操作时，患者取坐位，术者站于患者身后，用双手夹住其腋下，然后双手同时用力做快速的搓揉动作，沿胁肋部搓至平脐处。一般自上而下单方向移动，以免引起气机上逆。

4. 下肢部应用　用于治疗腰腿痛、下肢部肌肉痉挛。如腰椎间盘突出症、股内收肌综合征、小腿腓肠肌痉挛等病症。具有调和气血、疏经通络的功效。操作时，患者取仰卧位，下肢部自然放松，微屈膝屈髋。术者双手夹住患者下肢部，双手同时用力做快速的搓转动作，由髋部搓至踝部，往返数遍后，再重点搓病变部位，并配合下肢抖法作为结束手法。

5. 膝部应用　常用于治疗膝关节酸痛、活动不利等症，如慢性骨关节炎、膝关节软组织损伤、软骨炎等。具有活血祛瘀、消肿止痛的功效。治疗时，患者侧卧，微屈膝屈髋。术者用双手夹住患者膝关节部，同时用力做顺时针方向的环形的快速搓揉或搓摩运动，常与擦膝关节、揉膝关节等方法配合应用。

七、抖法

用单手或双手握住患肢远端，做连续、小幅度、频率较高的抖动的手法，称为"抖法"。

【术式】

1. 抖上肢法　术者用双手或单手握住患者的手腕部或手掌部，将其上肢慢慢向前外侧抬起约 60°，然后稍用力做连续、小幅度、频率较高的上下抖动，并将抖动波由腕关节逐渐传递到肩部，使肩关节和上肢产生舒适的感觉（图 2-46）。

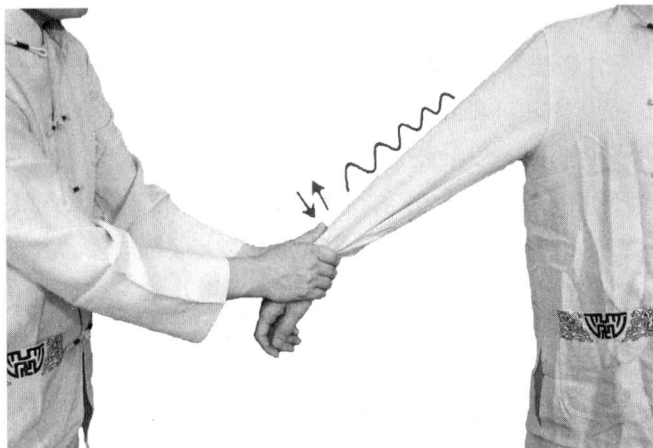

图 2-46 抖上肢法

2. 抖下肢法　患者取仰卧位，下肢放松伸直，术者站于其脚后方，用单手或双手分别握患者的两踝部，使其下肢呈内旋状，并提起离开床面，然后做连续的、小幅度的上下抖动，使髋部和大腿部有舒适放松的感觉（图 2-47）。

3. 抖腕部法　患者取坐位，腕关节放松，术者用双手拇指按放于腕背部，两食指相对，横置于患者腕关节掌侧横纹，双手拇指和食指相对用力捏住患者腕关节上下横纹并做相反方向的快速搓动，带动腕关节做频率较快的、连续的、小幅度的上下抖动（图 2-48）。或者术者用食指桡侧抵住患者腕关节掌侧，拇指按住其前臂近腕关节处将其前臂上下快速运动，使腕关节产生小幅度、连续、频率较快的上下抖动。

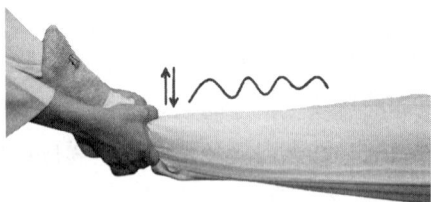

图 2-47　抖下肢法

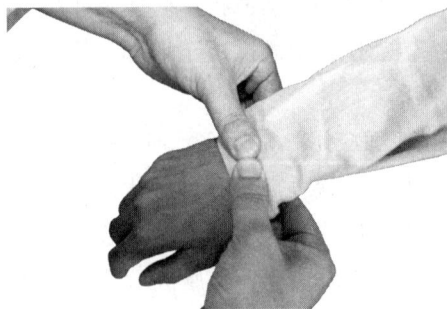

图 2-48　抖腕部法

【要领】

1. 被抖动的肢体要自然伸直、放松，使患肢的肌肉处于最佳的松弛状态，否则抖动的力量不宜发挥。

2. 操作时动作要连续。

3. 抖动幅度要小、频率要快。

4. 术者操作时要呼吸自然，不可屏气。

【应用】

抖法是一种和缓、放松的手法，具有疏松经脉、通利关节、松解粘连、消除疲劳的功效，适用于四肢，以上肢为常用。

1.上肢的应用 治疗时常配合搓法，作为上肢或者肩部治疗的结束手法。治疗肩关节周围炎，肩部伤筋以及肩、肘关节酸痛、活动不利等病症。

2.下肢的应用 治疗时常配合搓法、叩法以及牵引等方法，用于治疗腰部扭伤、腰椎间盘突出症和腰椎退行性病症。

八、拨法

用指、肘着力于治疗部位，按而拨动的手法称为"拨法"（图2-49），又称为"弹拨法"。

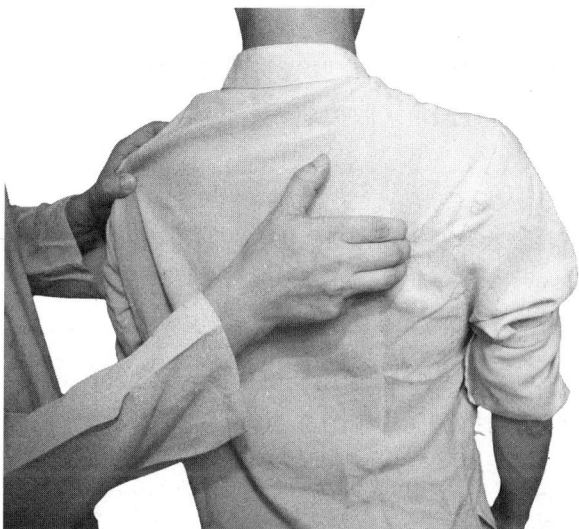

图 2-49 拨法

【术式】

1.拇指拨法 用拇指指端着力于治疗部位（肌筋施治部位），适当用力下压至一定深度，待有酸胀感时，再做与肌纤维方向（或肌腱、韧带）呈垂直方向地来回拨动。

2.三指拨法 用食指、中指和无名指的罗纹面着力于治疗部位（肌筋施治部位），适当用力下压至一定深度，待有酸胀感时，再做与肌纤维方向（或肌腱、韧带）呈垂直方向地来回拨动。

3.肘拨法 用肘尖着力于治疗部位（肌筋施治部位），适当用力下压至一定深度，待有酸胀感时，再做与肌纤维方向（或肌腱、韧带）呈垂直方向地来回拨动。

【要领】

1.施力的大小，应根据部位及病症性质而定。

2.拨动的方向应与肌纤维方向垂直。

3.施术时，向下的压力不宜过重，以患者能忍受为度。

4.拨动时，指下应有弹动感，不能在皮肤表面有摩擦移动。

【应用】

拨法是一种有较强刺激的手法，常在阿是穴，或在指下有"筋结"感的部位应用。具有解痉止痛、分解粘连、疏理肌筋的功效。常用于治疗落枕、漏肩风、腰腿痛等软组织损伤引起的肌肉痉挛、疼痛。

1.落枕　治疗落枕时，先嘱患者缓缓转动颈部，至疼痛最明显时，即保持在此体位，然后术者在颈背部最高带、疼痛最敏感点施以弹拨法，并配合颈部的被动前俯、后仰活动。至疼痛明显缓解为止。

2.肩关节粘连　治疗肩关节粘连，活动功能障碍时，可用拇指指端着力于肩部经穴处或阿是穴处弹拨、拨动，并配合做肩关节的被动运动。

3.第3腰椎横突综合征　治疗第3腰椎横突综合征，可用双拇指重叠着力于阿是穴处，而后进行轻重交替的弹拨、拨动。

4.肱二头肌长头肌腱腱鞘炎　治疗肱二头肌长头肌腱腱鞘炎，可用拇指指端着力于结节间沟处，做垂直肌腱方向地来回拨动。

九、捻法

用拇指与食指相对捏住治疗部位，稍用力，做对称的快速捻搓动作的手法，称为"捻法"。

【术式】

术者用拇指和食指的罗纹面（或食指桡侧面），夹住患者的治疗部位，稍用力，做对称的如捻线状的快速来回捻搓动作（图2-50）。

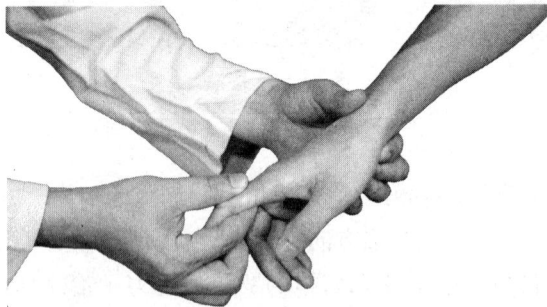

图 2-50　捻法

【要领】

1.操作时，腕关节放松，动作要灵活而连贯。

2.用力轻快柔和，做到捻而不滞，转而不浮。

3.捻搓动作要快，移动要慢，做到紧捻慢移。

4.局部撕脱、骨折血肿初期，禁用捻法。

5.施术时可用介质，以保护皮肤，提高疗效。

【应用】

捻法具有疏通关节、理筋通络之功效，适用于指（趾）小关节及浅表肌肤。常用于治疗指（趾）小关节疼痛、肿胀、屈伸不利等症，如类风湿关节炎、指骨关节损伤、指深浅屈肌腱腱鞘炎等病症。

本法也常用于咽喉部，用拇指与食指指面夹住患者喉结两旁，两指相对用力，做快速、柔和的捻搓动作，常与缠法配合治疗声门闭合功能不全引起的声音嘶哑、失音等症。

十、勒法

用手指夹住患指，相对用力，做急速滑拉动作的手法，称为"勒法"。

【术式】

术者用拇指与食指第 2 节或者屈食、中指分开呈钳状，夹住患指，从指根部至指端，做急速的滑拉动作，或用寸劲抖动（图 2-51）。每勒一指，均以有响声为宜。

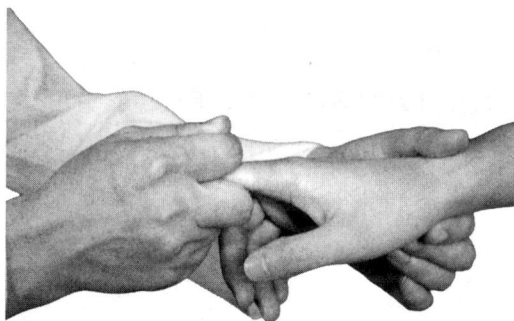

图 2-51 勒法

【要领】

1. 手法要轻快柔和。

2. 施术前各指均放松，避免滞而不滑，滑而不实。

3. 必须急速拉滑。

【应用】

勒法具有通经活络、滑利关节的功效，适用于于指部。常与捻法、抹法等方法配合应用，治疗肢体麻木、酸痛、屈伸不利等症。

十一、摇法

以患肢关节为轴心，使肢体、关节做被动环转运动的手法，称为"摇法"。

【术式】

术者用一手握住或扶住患者被摇关节的近端（固定肢体），另一手握住其远端，然后做缓和的环转运动，使被摇关节做顺时针及逆时针方向的摇动。

1. 颈部摇法

（1）坐位颈部摇法：患者取坐位，颈项部放松。术者站于其背后侧方，一手扶住其头顶稍后部，另一手托住其下颌部，双手做相反方向用力，使患者头部向左或向右缓缓转动（图2-52）。

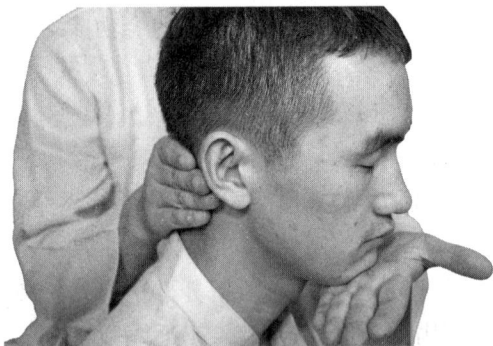

图 2-52　坐位颈部摇法

（2）卧位颈部摇法：患者仰卧，头部放松。术者站于其头一侧，以一手上肢前臂背侧托住患者头部，并扶住其对侧肩部，另一手扶住其头顶部，然后利用前臂的摆动，带动患者头部做顺时针环转摇动。再交换左右手，用另一前臂托住患者头部，做头部逆时针方向的环转摇动（图2-53）。

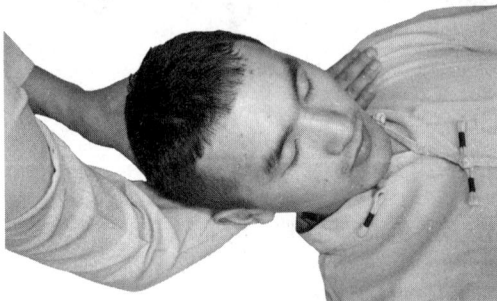

图 2-53　卧位颈部摇法

2. 肩部摇法

（1）托肘摇肩法：患者取坐位，肩部放松，患肢自然屈肘，术者站于其患侧，上身略前倾，一手扶住患者肩关节上部（用拇指按于结节间沟处），同时用另一手托起患者肘部（使患肢前臂搭于术者的前臂部），然后做缓慢的顺时针或逆时针方向的转动（图2-54）。

（2）扶肘摇肩法：患者取坐位，肩关节放松，患肢自然屈肘。术者站于患者侧后方，一手扶住患者肩上部，另一手扶住患者肘部，而后做肩关节的环转运动（图2-55）。

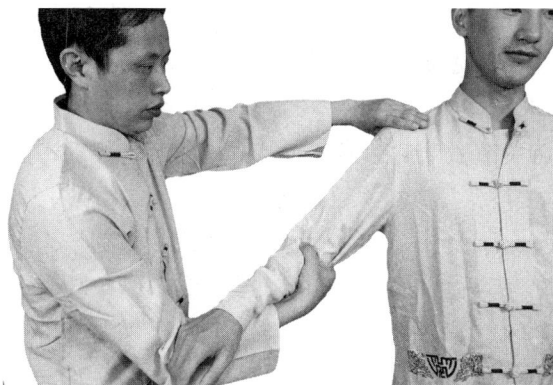

图 2-54　托肘摇肩法

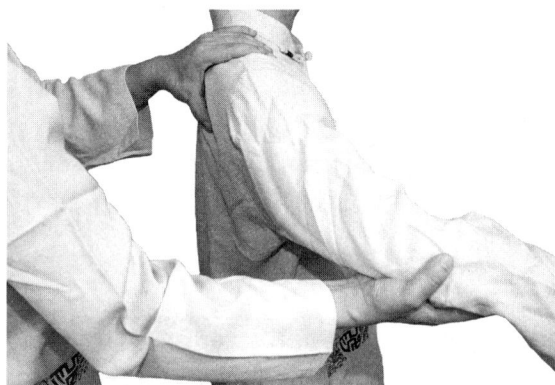

图 2-55　扶肘摇肩法

（3）握手摇肩法：患者取坐位，患肢自然放松、下垂，术者立于患者侧方，一手扶住其患肩的上部，另一手握住患肢的手腕部，而后做顺时针或逆时针方向的环转运动（图 2-56）。

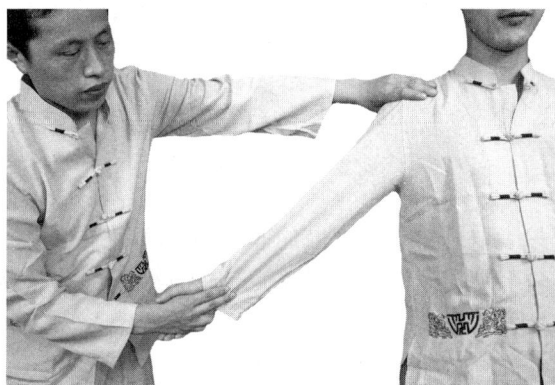

图 2-56　握手摇肩法

3. 肘关节摇法　患者取坐位或卧位，术者一手扶住患者肘部，另一手握住患肢腕部，而后做肘关节的顺时针或逆时针环转运动（图 2-57）。

4. 腕关节摇法　术者一手握住患肢腕关节的上端，另一手握住其手掌部，先做腕关节的拔伸，而后将腕关节做顺时针或逆时针方向的环转摇动（图 2-58）。

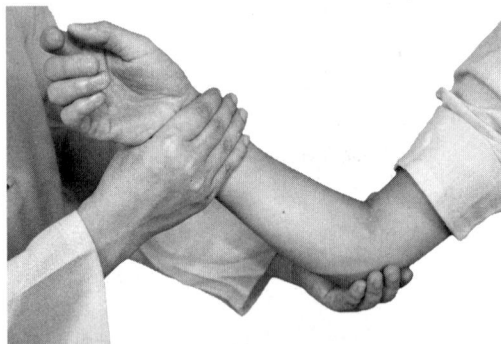

图 2-57　肘关节摇法

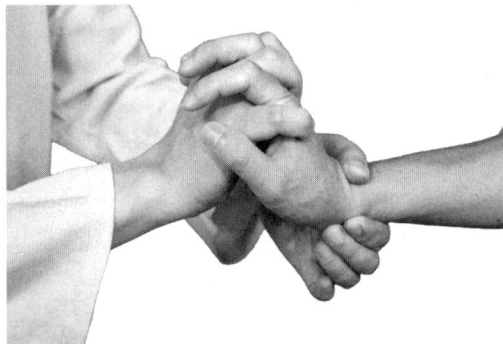

图 2-58　腕关节摇法

5. 腰部摇法　患者取坐位，腰部放松，术者坐或站于其后，用一手按住其腰部，另一手扶住患者对侧肩部，前臂按于颈项部，两手协同用力，将其腰部做缓慢的环转摇动（图 2-59）。

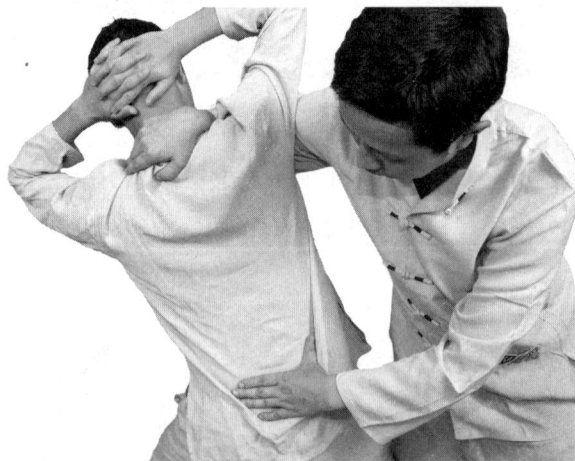

图 2-59　腰部摇法

6. 髋关节摇法　患者取仰卧位，患肢屈髋屈膝，术者站于患侧，一手扶住其膝部，另一手握住其踝部，两手协同动作，使其髋关节屈曲约呈 90°，然后做顺时针方向或逆时针方向的环转运动（图 2-60）。

7. 踝关节摇法　又称距小腿关节摇法。患者取仰卧位或坐位，下肢伸直，术者站于其足后，一手托住患者足跟，另一手握住足趾部，稍用力做牵引拔伸踝关节，并在此基础上做踝关节的环转运动（图 2-61）。

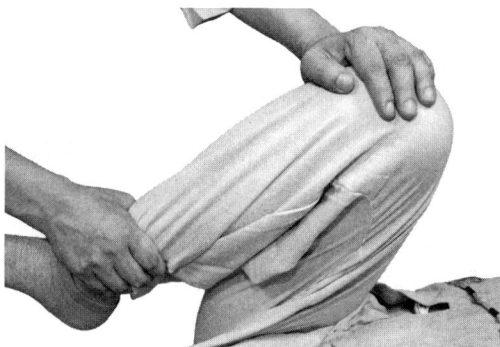

图 2-60 髋关节摇法

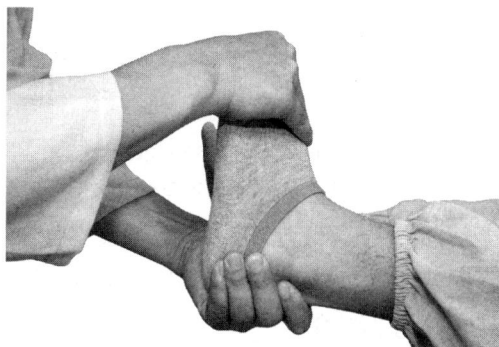

图 2-61 踝关节摇法

【要领】

1.摇转的幅度由小到大。

2.根据病情恰如其分地掌握摇转幅度的大小，做到因势利导，适可而止。

3.摇转的幅度必须限制在正常关节生理许可范围之内，或在患者能忍受范围内进行。

4.操作时，动作要缓和，用力要平稳，摇动速度宜缓慢。

5.肩部摇法：托肘摇肩法，术者须站于患者侧方，术者、患者皆屈肘90°，动作缓和平稳。扶肘摇肩法，术者须站于患者侧后方，一手扶住其肘后部，贴身体做环转运动。握手摇肩法，嘱患者患肢伸直放松，操作时环转幅度不应过大。

【应用】

摇法具有舒筋活血、滑利关节、松解粘连和增强关节活动功能等作用，多应用于颈项部、腰部以及四肢关节。

1.坐位颈部摇法主要应用于防治落枕、颈椎病、颈项部软组织劳损等引起的颈项部酸痛、活动不利等症。

2.卧位颈部摇法应用于颈项部酸痛、僵硬、活动不利等症。

3.摇肩法常用于肩关节周围炎、肩关节粘连、骨折后遗症、中风后遗症所引起的肩关节酸痛、运动不利、功能障碍等症的防治。其中，扶肘摇肩法幅度最大，托肘摇肩法幅度中等，握手摇肩法幅度最小，临床应根据患者肩关节的具体情况或疾病病程来选用适当的方法。

4.肘关节摇法临床用于防治肘关节酸痛、运动不利、功能障碍等症。

5.腕关节摇法临床应用于防治腕关节伤筋、局部疼痛、活动不利等症。

6.腰部摇法临床常用于治疗腰背部酸痛、活动不利等症。

7.髋关节摇法临床主要用于治疗腰腿痛、髋关节伤筋或中风后遗症所引起的下肢运动不利以及髋关节慢性骨关节炎等病症。

8.踝关节摇法临床主要用于治疗踝关节扭伤、伤筋引起的疼痛、活动不利等症。

第三节　常规操作

内功推拿治疗内、妇疾病有一套完整的操作规律和手法程序，这套手法习惯上被称为"常规手法"。一般顺序为头面部→颈项部→胸腹部→肩背腰部→胁肋部→上肢部→下肢部→头面部，最后以击法结束。临床应用时在辨证论治和辨病论治的基础上，根据不同疾病适当加减变化。手法轻重因人而异，体弱者手法轻柔，体壮者手法可略重，或配合其他手法治疗。

一、操作步骤

（一）头面部

1.五指抓头顶　患者正坐，两眼平视。术者站于患者左侧方，左手稳住前额，右手五指分别放于头部五经（中指督脉，食指、无名指放于膀胱经，拇指、小指放于胆经），而后同时屈曲各指间关节，由前向后抓拿。

2.拿项部　术者用三指拿法轻快地分别捏拿斜方肌的上部和左右胸锁乳突肌。

3.推桥弓　术者拇指与其余四指分开呈"八"字形，四指置于颈部后侧起稳定作用，拇指由翳风穴向下沿胸锁乳突肌后缘由单方向抹至缺盆穴，呈一直线。左右交替进行。

4.扫散法　术者一手扶患者头侧部，另一手拇指与其余四指分开呈"八"字形，并自然屈曲呈90°，用拇指偏峰放于率谷穴处，四指放于患者后脑的脑空与风池穴处，然后做从耳上由前向后下的单方向直线推动，以酸胀为度。

5.分抹法　术者将两拇指与其余四指分开，四指放于患者头部两侧以稳定头部，两拇指由正中线向两侧分别抹其前额、眉弓、上眼眶、眼球、下眼眶、迎香、人中、承浆等穴部。

6.合抹法　术者用两掌根由前向后抹于患者后脑两侧，然后内旋前臂，分别用小鱼际→掌根→大鱼际紧贴后脑向下转动，抹至两侧颈部。

（二）躯干部

1.擦前胸　术者站于患者左侧，用左手掌擦其胸前上部，由上而下至腹部（男女有别）。

2.右手擦背部　术者转用右手擦其背部，由上而下至腰部（重点擦大椎、命门、腰阳关，以及八髎等）。

3.左手擦背部　术者转到患者右侧，用左手擦其背部和腰部（与第2势方向相反）。

4.擦胸前部　术者用右手横擦患者胸前部，由上而下至腹部（与第1势方向相反）。

5.擦两肺尖　术者站于患者后方，用四指擦其两侧肺尖，同时点揉膻中、中府、云门等穴，以酸胀为度。

6.擦胃脘部　术者取坐位，手指并拢微屈，用手掌横擦患者胃脘部，以温热为度。

7.擦胁肋部　术者站于其后，用双手擦患者两侧胁肋部，以温热为度。

（三）上肢部

1.拿上肢　接上势，术者用三指分别拿施于三角肌（内、外、后三束）、上臂（肱二、三头肌）、前臂（伸肌群、屈肌群）。

2.点揉　点揉极泉、小海、曲池、手三里、郄门、内关、合谷等穴。

3.擦三阴三阳　用掌擦法施于患者手臂内侧（三阴）、手臂外侧（三阳），以热为度。

4.理手背　术者以拇指罗纹面理拨患者手背。

5.勒手指　术者站于受术者左侧前方，用拇指与食指第2节或者屈食指、中指分开呈钳状，依次夹住患者五指，从指根部至指端，做急速的滑拉动作。

6.劈指缝　术者站于受术者左侧前方，一手握住患者腕部，让其屈肘，五指指端向上，并叉开五指，术者用另一手小指尺侧逐个劈击指缝。

7.振拳面　患者上肢伸直，握拳。术者一手握其腕部，另一手用掌心击打患者近节指骨背侧3遍。操作时，击打方向必须沿着患者上肢纵轴方向。

8.捻手指　术者站于患者左侧前方，拇指与食指指腹相对用力，依次捻搓其五指侧面或掌背面。

9.运肩关节　术者呈丁字步，站于患者左侧，两手掌相对，夹住患者的腕部，而后慢慢地将其左上肢向上、向前托起，同时位于下方的手逐渐翻掌，当其左上肢前上举至约160°时，虎口向下，并握住其腕部，另一手则由腕部沿上肢内侧下滑移至肩关节上部，此时可略停顿一下，两手协调用力，使患者肩关节向后做大幅度的环转运动。然后术者两手掌上下位置交换，以同样方法做肩关节向前的大幅度环转运动。

10.搓抖肩与上肢　左右上肢交替进行，继而重复头面部操作。搓肩关节以及上肢：术者两手掌相对用力夹住患者肩部，并略向上提起，然后由上而下，以肩部→上臂→前臂的顺序做快速搓揉或搓转动作。上下往返操作。抖上肢：术者用双手或单手握住患者腕部或掌部，并将其上肢向前外方抬至60°左右，然后稍用力做连续、小幅度、频率较高的上下抖动。

11.振囟门　术者手指自然松开，微屈，腕关节伸直，运用前臂力量，以掌根为着力点，击打患者头顶囟门穴。

12.振大椎　术者腕关节伸直，屈伸肘关节用拳背平击大椎穴。

13.振命门、腰阳关、八髎穴等　术者用拳背横向击打命门、腰阳关和八髎等穴。

14.拿肩井　术者用双手拇指指端同时拿两侧肩井以及肩部两侧，手法操作注意轻重缓急交替，宜有节律性；并要用指腹操作，忌用指端内抠。

15.搓背部　术者双掌夹扶住患者腰背部肌肉，然后双手同时用力做快速的搓摩运动，同时做上下来回往返移动。

（四）下肢部

1. 拿下肢　提拿大腿肌肉：内（内收肌）、前（股四头肌）、后内（半腱肌、半膜肌）、后外（股二头肌），以及小腿肌肉（小腿三头肌）。

2. 点揉穴位　点揉髀关、梁丘、风市、血海、足三里、阴陵泉、阳陵泉、委中、承山、三阴交诸穴。

3. 擦下肢　擦大腿（前、内、外侧）、小腿（外、内侧）。

4. 摇髋、膝关节　患肢屈膝屈髋，术者一手扶其膝部，另一手托或握其踝部，以髋关节为轴心做水平方向的环转运动；然后一手扶患者膝部，另一手托或握其踝部，以膝关节为轴心做垂直方向的环转运动。

5. 叩击下肢　用掌根、手掌、虎口、拳心等处，由上而下叩击两下肢，以酸胀为度。

6. 搓下肢　用两手掌夹住患肢，相对用力，自上而下搓揉下肢，并反复数次。

7. 抖下肢　术者两手握住患者踝部，做频率较快、小幅度、连续的抖动。

二、注意事项

1. 擦法（或掌平推法）擦前胸时男女有别。
2. 手法操作，需根据疾病虚实，辨证施治。
3. 操作时患者取正坐位，头顶平，两目前视。
4. 术者须呼吸自然，不可屏气。
5. 操作时用力柔和、均匀、持久，轻而不浮，重而不滞，防止冲击破皮。
6. 胃脘部擦法，术者稍偏后，手掌微曲呈抱着状。
7. 拿法操作时，需用罗纹面，不可用爪甲内扣，动作宜连贯灵活、轻快柔和。
8. 取穴准确，点揉准确，快速而灵活。

内功推拿常规操作是一个相对固定的套路，头面、躯干和上肢部操作需前后相连、一气呵成。病变与下肢部无关时可省略下肢操作。内功推拿常规操作从头面到腰骶，涉及十二经和奇经八脉，有疏通经络、调和气血、荣灌脏腑之功效。治疗范围不仅适用于伤科和骨科方面的疾病，还广泛应用于内科的虚劳杂病、妇科经带诸症。

第四节　常用穴位及选穴原则

一、常用腧穴

1. 手太阴肺经

（1）中府

定位：在胸部，横平第 1 肋间隙，锁骨下窝外侧，前正中线旁开 6 寸。

防治：咳嗽，气喘，肩背痛。

（2）尺泽

定位：在肘区，肘横纹上，肱二头肌腱桡侧缘凹陷中。

防治：咳嗽，气喘，咽喉肿痛，肘臂挛痛等。

2. 手阳明大肠经

（1）合谷

定位：在手背，第2掌骨桡侧的中点处。

防治：头面五官病症，咽喉肿痛，面瘫，发热，各种疼痛。

（2）手三里

定位：在前臂，肘横纹下2寸，阳溪与曲池连线上。

防治：中风偏瘫，网球肘，前臂酸痛，面瘫。

（3）曲池

定位：在肘区，尺泽与肱骨外上髁连线中点凹陷处。

防治：咽喉肿痛，上肢疼痛、麻木，腹痛，腹泻，发热。

（4）臂臑

定位：在臂部，曲池上7寸，三角肌前缘处。

防治：肩臂疼痛，颈项强痛，上肢不遂等。

（5）肩髃

定位：在三角肌区，肩峰外侧缘前端与肱骨大结节两骨间凹陷中。

简便取穴法：曲臂外展，肩峰外侧缘呈现前后两个凹陷，前下方的凹陷即是本穴。

防治：肩周炎，肩关节功能障碍，上肢疼痛，上肢痿软无力。

（6）迎香

定位：在面部，鼻翼外缘中点旁，鼻唇沟中。

防治：鼻塞不通，面瘫。

3. 足阳明胃经

（1）承泣

定位：在面部，眼球与眶下缘之间，瞳孔直下。

防治：目疾，口眼歪斜，面肌痉挛。

（2）四白

定位：在面部，眶下孔处。

防治：目疾，口眼歪斜，面肌痉挛，头痛，眩晕。

（3）地仓

定位：在面部，口角旁开0.4寸。

防治：口歪，流涎。

（4）颊车

定位：在面颊部，下颌角前上方一横指（中指），闭口咬紧牙时咬肌隆起，放松时按之有凹陷处。

防治：口歪，齿痛，颊肿。

（5）下关

定位：在面部，颧弓下缘中央与下颌切迹之间凹陷中。

防治：耳鸣，牙痛，口眼歪斜，牙关开合不利。

（6）天枢

定位：在腹部，横平脐中，前正中线旁开2寸。

防治：腹痛，腹胀，便秘，泄泻，月经不调，肥胖。

（7）梁丘

定位：在股前区，髌底上2寸，股外侧与股直肌肌腱之间。

防治：胃痛，膝肿痛，下肢不遂。

（8）足三里

定位：在小腿前外侧，犊鼻下3寸，胫骨前嵴外1横指，犊鼻与解溪连线上。

防治：胃肠病，虚劳消瘦，头晕，失眠，膝关节痛，小腿痛，偏瘫，癫狂。

（9）丰隆

定位：在小腿外侧，外踝尖上8寸，胫骨前肌外缘；条口外侧一横指处。

防治：头痛，眩晕，痰多咳嗽，下肢痿痹。

4. 足太阴脾经

（1）三阴交

定位：在小腿内侧，内踝尖上3寸，胫骨内侧缘后际。

防治：腹痛，腹胀，腹泻，痛经，遗尿，小便不利，水肿，眩晕，失眠，月经不调，遗精，阳痿。

（2）阴陵泉

定位：在小腿内侧，胫骨内侧髁下缘与胫骨内侧缘之间的凹陷处。

防治：腹胀，泄泻，水肿，小便不利，膝痛。

（3）血海

定位：在股前区，髌底内侧端上2寸，股内侧肌隆起处。

防治：月经不调，湿疹。

5. 手少阴心经

（1）极泉

定位：在腋区，腋窝中央，腋动脉搏动处。

防治：胁肋痛，上肢疼痛、麻木。

（2）少海

定位：在肘前区，横平肘横纹，肱骨内上髁前缘。

防治：心痛，肘臂痛。

（3）神门

定位：在腕前区，腕掌侧远端横纹尺侧端，尺侧腕屈肌腱的桡侧缘。

防治：心悸，失眠，高血压病。

6. 手太阳小肠经

（1）后溪

定位：在手内侧，第5掌指关节尺侧近端赤白肉际凹陷中。

防治：颈项强痛，手臂挛痛，目赤，咽喉肿痛。

（2）天宗

定位：在肩胛区，肩胛冈中点与肩胛骨下角连线上1/3与下2/3交点凹陷中。

防治：肩胛痛，上肢后侧痛，气喘。

（3）颧髎

定位：在面部，颧骨下缘，目外眦直下凹陷中。

防治：口眼歪斜，目疾，齿痛，颊肿，三叉神经痛。

（4）听宫

定位：在面部，耳屏正中与下颌骨髁突之间的凹陷中。

防治：耳疾，齿痛。

7. 足太阳膀胱经

（1）睛明

定位：在面部，目内眦内上方眶内侧壁凹陷中。

防治：目疾，失眠。

（2）攒竹

定位：在面部，眉头凹陷中，额切迹处。

防治：头痛，目赤肿痛。

（3）天柱

定位：在颈后部，横平第2颈椎棘突上际，斜方肌外缘凹陷中。

防治：后头痛，颈项强痛，肩背腰痛，鼻塞。

（4）肺俞

定位：在脊柱区，第3胸椎棘突下，后正中线旁开1.5寸。

防治：咳嗽痰多，气喘胸痛，盗汗。

（5）心俞

定位：在脊柱区，第5胸椎棘突下，后正中线旁开1.5寸。

防治：胸闷，心慌，心律不齐，心烦，健忘，老年性痴呆，咳嗽。

（6）膈俞

定位：在脊柱区，第7胸椎棘突下，后正中线旁开1.5寸。

防治：呕吐，呃逆，咳嗽，盗汗，吐血，阴虚发热。

（7）肝俞

定位：在脊柱区，第9胸椎棘突下，后正中线旁开1.5寸。

防治：胁痛，脊背痛，目疾，癫痫。

（8）脾俞

定位：在脊柱区，第11胸椎棘突下，后正中线旁开1.5寸。

防治：中上腹不适、疼痛，腹胀，腹泻，四肢水肿，食欲减退，背痛，呕吐。

（9）胃俞

定位：在脊柱区，第 12 胸椎棘突下，后正中线旁开 1.5 寸。

防治：上腹痛，腹胀，肠鸣，呕吐。

（10）肾俞

定位：在脊柱区，第 2 腰椎棘突下，后正中线旁开 1.5 寸。

防治：遗精，阳痿，遗尿，月经不调，腰痛，耳鸣，水肿，气喘，全身乏力，腹泻。

（11）大肠俞

定位：在脊柱区，第 4 腰椎棘突下，后正中线旁开 1.5 寸。

防治：腰腿痛，腹胀，腹泻，便秘。

（12）八髎

定位：在骶区，正对第 1 骶后孔中（上髎）。

在骶区，正对第 2 骶后孔中（次髎）。

在骶区，正对第 3 骶后孔中（中髎）。

在骶区，正对第 4 骶后孔中（下髎）。

防治：腰痛，腰骶痛，月经不调，痛经，遗精，阳痿，大小便不利，下肢痿软无力。

（13）委中

定位：在膝后区，腘窝横纹中点。

防治：下背痛，腰痛，股后肌肉痉挛，下肢痿软无力。

（14）承山

定位：在小腿后区，腓肠肌两肌腹与肌腱交角处。

防治：腰痛，小腿痉挛，痔疮，便秘，下肢肌肉疲劳酸痛。

（15）昆仑

定位：在踝区，外踝尖与跟腱之间的凹陷中。

防治：头痛，目赤肿痛，颈项强痛，肩背腰腿痛，脚跟痛，下肢肌肉疲劳酸痛。

8. 足少阴肾经

（1）涌泉

定位：在足底部，屈足卷趾时足心最凹陷中；约当足底第 2、3 趾蹼缘与足跟连线的前 1/3 与后 2/3 交点凹陷中。

防治：头痛，目赤肿痛，咽喉痛，失眠，便秘，小便不利，足心热。

（2）太溪

定位：在足内踝区，内踝尖与跟腱之间凹陷中。

防治：咽喉干痛，牙痛，耳鸣，月经不调，腰脊痛，失眠。

9. 手厥阴心包经

（1）曲泽

定位：在肘前区，肘横纹上，肱二头肌肌腱的尺侧缘凹陷中。

防治：心悸，胃痛，呕吐，肘臂痛。

（2）内关

定位：在前臂前区，腕掌侧远端横纹上2寸，掌长肌腱与桡侧腕屈肌腱之间。

防治：胸闷心慌，胁痛，中上腹不适，呕吐，呃逆，失眠，上肢疼痛，手指麻木。

（3）劳宫

定位：在掌区，横平第3掌指关节近端，第2、3掌骨之间偏于第3掌骨。

简便取穴法：握拳，中指尖下穴。

防治：胸闷心慌，呕吐，口臭。

10. 手少阳三焦经

（1）外关

定位：在前臂后区，腕背侧远端横纹上2寸，尺骨与桡骨间隙中点。

防治：发热，头痛，耳鸣，胁肋痛，上肢疼痛。

（2）肩髎

定位：在三角肌区，肩峰角与肱骨大结节两骨间凹陷处。

防治：肩周炎，肩关节功能障碍，上肢疼痛，上肢痿软无力。

（3）翳风

定位：在耳垂后方，当乳突与下颌角之间的凹陷中。

防治：耳鸣，面瘫，落枕。

（4）耳门

定位：在耳区，耳屏上切迹与下颌骨髁突之间的凹陷中。

防治：耳鸣，牙痛，面瘫。

11. 足少阳胆经

（1）瞳子髎

定位：在面部，目外眦外侧0.5寸凹陷中。

防治：目疾，头痛，口眼歪斜。

（2）听会

定位：在面部，耳屏间切迹与下颌骨髁状突之间的凹陷中。

防治：耳鸣，牙痛，面瘫。

（3）风池

定位：在项后区，枕骨之下，胸锁乳突肌上端与斜方肌上端之间的凹陷中。

防治：头痛，眩晕，颈项强痛，落枕，目疾，感冒，鼻塞。

（4）肩井

定位：在肩胛区，第7颈椎棘突与肩峰最外侧点连线的中点。

防治：颈项强痛，肩背痛，上肢无力。

（5）环跳

定位：在臀部，股骨大转子最凸点与骶管裂孔连线的外 1/3 与内 2/3 交点处。

防治：腰腿痛，下肢软弱无力，偏瘫。

（6）阳陵泉

定位：在小腿外侧，腓骨头前下方凹陷中。

防治：肌肉痉挛，偏瘫，膝关节肿痛，胁肋痛，口苦。

12. 足太阴肝经

（1）太冲

定位：在足背，第 1、2 跖骨间，跖骨底结合部前方凹陷中，或触及动脉搏动。

防治：头痛，眩晕，失眠，目赤肿痛，面瘫，胁痛，崩漏，小便不利，癫痫。

（2）期门

定位：在胸部，第 6 肋间隙，前正中线旁开 4 寸。

防治：胸胁胀痛，腹胀，呃逆，乳痈。

13. 督脉

（1）长强

定位：在会阴区，尾骨下方，尾骨端与肛门连线的中点处。

防治：痔疾，脱肛，泄泻，便秘，腰痛，尾骶骨痛。

（2）腰阳关

定位：在脊柱区，第 4 腰椎棘突下凹陷中，后正中线上。

防治：腰骶疼痛，下肢痿痹，月经不调，带下，遗精。

（3）命门

定位：在脊柱区，第 2 腰椎棘突下凹陷中，后正中线上。

防治：脊柱强痛，腰痛，阳痿，遗精，月经不调，腹泻，带下，全身乏力。

（4）大椎

定位：在脊柱区，第 7 颈椎棘突下凹陷中，后正中线上。

防治：头项强痛，背痛，热病，咳嗽，气喘，感冒，疟疾，癫痫，阴虚发热。

（5）百会

定位：在头部，前发际正中直上 5 寸。

防治：头痛，眩晕，失眠，脱肛，子宫脱垂。

（6）神庭

定位：在头部，前发际正中直上 0.5 寸。

防治：头痛，眩晕，失眠，鼻塞不通。

（7）水沟（又名人中）

定位：在面部，人中沟的上 1/3 与中 1/3 交点处。

防治：昏厥，面瘫。

14. 任脉

（1）关元

定位：在下腹部，当脐中下 3 寸，前正中线上。

防治：遗尿，小便不利，遗精，阳痿，月经不调，消化不良，腹泻，脱肛，体虚乏力。

（2）气海

定位：在下腹部，脐中下 1.5 寸，前正中线上。

防治：腹痛，遗尿，遗精，阳痿，腹泻，月经不调，体虚乏力。

（3）神阙

定位：在脐区，脐中央。

防治：腹痛，腹泻，虚脱。

（4）中脘

定位：在上腹部，脐中上 4 寸，前正中线上。

防治：中上腹不适、疼痛，腹胀，腹泻，消化不良，呕吐。

（5）膻中

定位：在胸部，横平第 4 肋间隙，前正中线上。

防治：胸闷，胸痛，心慌，气喘，乳汁少。

（6）天突

定位：在颈前区，胸骨上窝中央，前正中线上。

防治：哮喘，咳嗽，咽喉肿痛，呃逆。

（7）承浆

定位：在面部，颏唇沟的正中凹陷处。

防治：面肿，流涎，面瘫。

15. 经外奇穴

（1）印堂

定位：在额部，当两眉头连线的中点。

防治：头痛，失眠，鼻塞不通，鼻出血。

（2）太阳

定位：在头部，当眉梢与目外眦之间，向后约一横指的凹陷中。

防治：头痛，目疾，失眠。

（3）鱼腰

定位：在头部，瞳孔直上，眉毛中。

防治：失眠，眉棱骨痛，眼睑跳动，眼睑下垂，目赤肿痛。

（4）定喘

定位：在脊柱区，横平第 7 颈椎棘突下，后正中线旁开 0.5 寸。

防治：哮喘，咳嗽，落枕，肩背痛。

（5）夹脊

定位：在脊柱区，当第1胸椎至第5腰椎棘突下两侧，后正中线旁开0.5寸。一侧17穴。

防治：胸1～胸3：上肢不适，

胸1～胸8：胸部不适，

胸6～腰5：腹部不适，

腰1～腰5：下肢不适。

（6）腰痛点

定位：在手背，第2～3及第4～5掌骨之间，当腕横纹与掌指关节中点处，一手2穴，左右共4穴。

防治：急性腰扭伤。

（7）四缝

定位：在手指，第2～5指掌面的近侧指间关节横纹的中央，一手4穴。

防治：小儿疳积。

（8）膝眼

定位：在髌韧带两侧凹陷处，内侧的称内膝眼，外侧的称外膝眼。

防治：膝关节痛。

二、穴位选取原则

1. 根据穴位的局部作用取穴　一般称之为"局部取穴"，这是最常用、最简单的取穴法。大多数的穴位都有主治局部病症的作用。

2. 根据穴位的特殊作用取穴　根据前人的经验，有不少流传在民间的实用取穴方法，一般称之为"经验取穴"。

3. 根据经络作用取穴　中医经络学说认为，穴位是通过所属的经络发挥作用的。经络所过，主治所及。根据病症的归经或经络循行部位的不同，先确定选用某一经络，然后在该经上选用作用较强的穴位。这种取穴方法往往不是在局部取穴，而是发挥穴位的远道作用，一般称之为"循经取穴"。

4. 根据神经节段作用取穴　脊神经的分布有节段性支配的特点。可以根据这一特点选取穴位。

5. 以痛为腧　以痛为腧，指根据手法触诊所探知的体表异常反应点来选取治疗点。这种异常反应点一般称为阿是穴，用手指按压该处常有酸、痛等主观反应，且可触及肌张力增高、结节、条索等软组织异常。内功推拿处理相关病症时，直接选用这些点，往往简单而有效。

6. 对称点取穴　对称点取穴是指在患侧疼痛部位（压痛点）的健侧对称点取穴。这种取穴方法有较好的止痛作用。

第三章 特色疗法 ▷▷▷▷

第一节 棒击法

棒击法是术者手握特制的桑枝棒一端，用棒体平稳而有节奏地击打受术部位的一种操作方法。棒击法是内功推拿流派治疗疾病的一种重要方法，以中医经络与穴位理论为依据，通过刺激穴位、疏通筋络，达到治病和保健的目的。棒击法讲究点、线、面的结合，点指人体穴位，线指人体经络，面指相应的经筋及皮部。一般在功法锻炼和手法治疗后配合棒击法，临床应用时需根据具体情况灵活使用。马万龙、李锡九擅用此法治疗疾病，疗效甚佳。

棒击法是内功推拿流派的特色之一，既是一种治疗疾病的方法，又是一种强身保健的功法。棒击法被武术家用于提高抗击打能力，而养生家则用于保健强身。

击打法作为功法训练，源自明代出现的《易筋经》，主要工具有木杵、木槌、石袋等。据《易筋经》《江宁甘凤池易筋经秘法》等书记载，拍打法对拍打工具各有所宜，如"木槌、木杵用于肉处，骨缝之间悉宜石袋"。

棒击法属于中医外治法，《医宗金鉴·正骨心法要旨》称其为振挺法，所用振挺是类似于擀面杖的木棒。治疗时用木棍微微振击损伤的软组织四周，"使气血流通，得以四散，则疼痛渐减，肿硬渐消"。

民国时期记载有揉打工具和具体程序，如《内功十三段图说》提出"揉打各法程序说"，初功开始用揉法揉遍全身，其后用散竹棒、木棒、铁丝棒等分层次对人体击打，"久则膜皆腾起，浮至于皮，与筋齐坚，全无软陷，始为全功"。其作用是"因气坚而增重"，就是通过揉法使人体浅层"气坚"后，需进一步加力而深入，方用散竹棒击打。最后要"用散铁丝棒打之，打外虽属浅，而震入于内则属深矣，内外皆坚，方为全功"。这些描述的揉法和棒击可使身体内外皆"气坚"，实则"坚"皮、筋、骨三层。

内功推拿流派则将竹棒、木棒等拍打工具改进为桑枝棒，并创立了一套四肢和全身击打的常规套路。桑枝棒刚柔适中，有一定的韧性和弹性，击打声响也不像散竹棒那么大。在临床治疗中，不仅被用于疼痛麻木等肢体筋骨病症，还用于治疗肺结核等虚劳病症。桑枝棒击法已成为内功推拿的标志性手法之一。

一、桑枝棒制作方法

取长为 36 ~ 40cm，粗 0.5cm 的桑枝（图 3-1）12 根，去皮阴干。把每根桑枝用棉线从一端紧密缠扎至另一端，然后用桑皮纸（每层一至两张）包绕，两端裹住，用棉线按顺序密密绕扎，12 根卷好的桑枝合在一起，然后再用桑皮纸和棉线卷紧扎好，以手握之合适为度（虎口用力环握，拇指和中指相抵）。

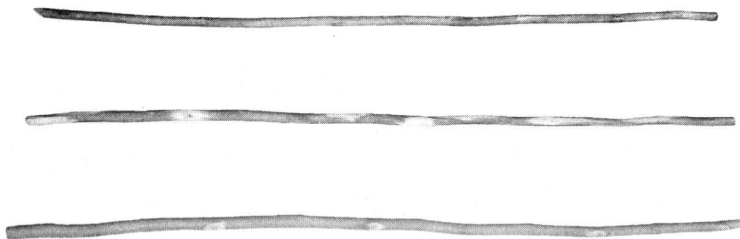

图 3-1　桑枝

做一内胆和外套：用质密且摩擦力较小的布料包裹，两头缝合即成内胆；外面缝上厚实且有弹性、耐脏的布套，顶端缝合，底端做一个可收口的细绳，即为外套，外套方便拆下换洗，即为桑枝棒（图 3-2）。

图 3-2　桑枝棒

二、桑枝棒使用方法

术者，手握桑枝棒尾端，用棒体平稳而有节奏地击打受术部位。棒击力量要有轻到重，并适可而止。一般在一个部位连续击打 3 ~ 5 下即可。击打时，棒体接触面积要大，使棒体大部分平稳地击打受术部位；用力快速短暂，垂直击打体表。

棒击法用手持棒击打，便于术者操作，减轻劳动强度，而且着力面积较大，具有一定穿透性。此外，击打时，声音爽朗而有节奏，患者精力集中，意气灌注，有助于提高疗效。桑枝棒击打适用于肩、背、腰、四肢等肌肉丰厚部位，用于治疗软组织疼痛、肌肉紧张痉挛、风湿痹痛、头痛、头晕等病症。

三、棒击法操作常规

1. 头顶棒击法　患者取坐位，挺胸，上肢自然下垂。术者站在患者前方或后方，左手扶助患者后颈部，嘱患者咬牙闭口，下颌微收，脊柱挺拔。术者右手持棒，用棒面击打头顶（百会、四神聪）3 ~ 5 次（图 3-3）。

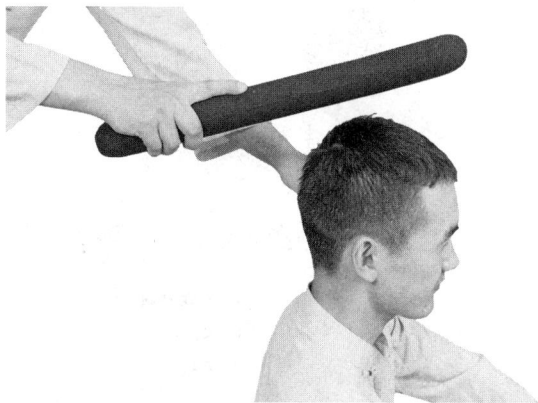

图 3-3　头顶棒击法

头顶棒击法具有平肝潜阳、息风宁脑、明目安神的功效，侧重于治疗失眠、头晕等病症。

2. 大椎棒击法　患者取坐位，颈前屈。术者站在患者左侧，右手持棒，棒体与垂直线呈 15°击打大椎穴 3 ~ 5 次（图 3-4）。

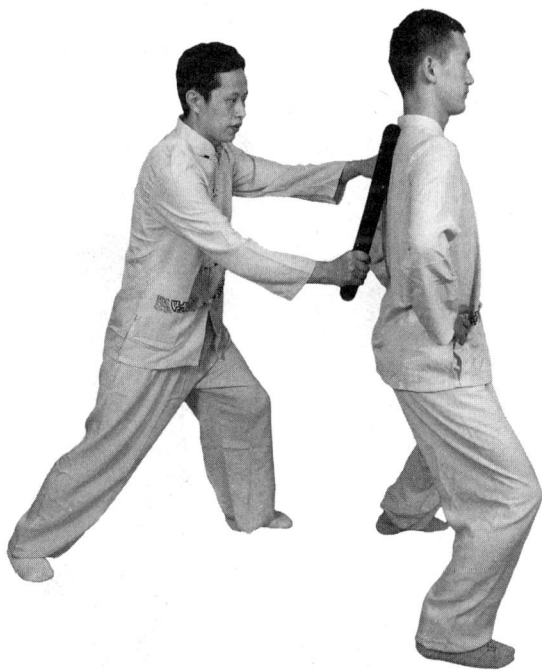

图 3-4　大椎棒击法

大椎棒击法具有调节阴阳、温经通络、祛风散寒、振奋精神的功效，侧重于治疗胸闷、神萎、上肢麻木、畏寒等病症。

3. 腰骶部棒击法　患者取坐位，术者略下蹲于患者左侧，右手持棒，横击腰骶部 3 ~ 5 次（图 3-5）。

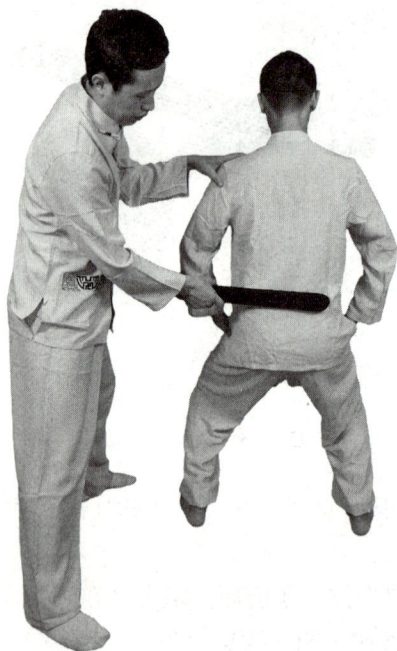

图 3-5　腰骶部棒击法

　　腰骶部棒击法具有疏通经络、调节二便、强身补肾的功效，侧重于治疗便秘、慢性腹泻、阳痿、痛经、腰骶部疼痛、下肢麻木等病症。

　　4. 背部棒击法　患者取坐位，背略前屈。术者以"马裆""弓箭裆"或蹲位姿势站于患者背后，右手持棒，击打患者两侧膀胱经外侧线 T4 ~ T10 段。左右各 3 ~ 5 次（图 3-6）。

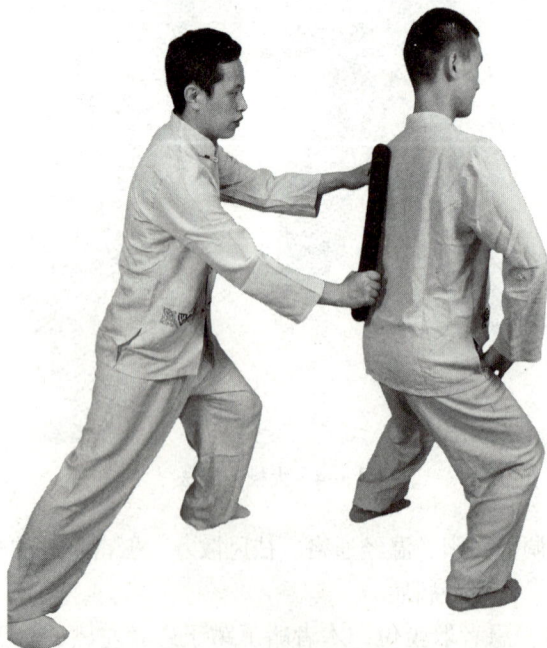

图 3-6　背部棒击法

背部棒击法具有调节脾胃、宽胸理气、疏通经络的功效，侧重于治疗体虚纳差，胸闷，胃脘痛，背部疼痛、板滞等病症。

5. 胸部棒击法 患者取"弓箭步"或坐位姿势，挺胸。术者以"马裆"或蹲位姿势面对患者，右手持棒，击打患者胸部膻中穴或左右中府、云门穴 3 ～ 5 次（图 3-7）。

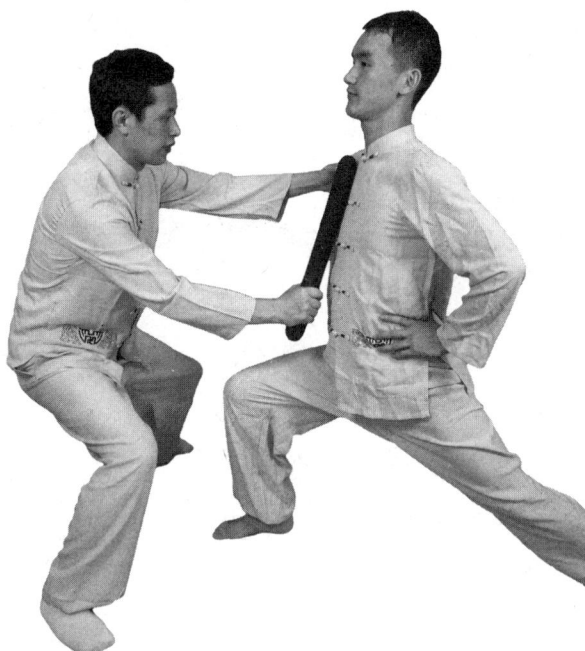

图 3-7　胸部棒击法

胸部棒击法具有宽胸降气、健肺肃肺、强身功效的功效，侧重于治疗胸闷、咳嗽、喘息、体质虚弱等病症。

6. 下肢棒击法

（1）髋关节棒击法：患者取侧卧位。以左侧髋关节为例，患侧在上紧屈左髋关节。术者站在患者腹侧，右手持棒，击打大转子或大转子周围 3 ～ 5 下（图 3-8）。

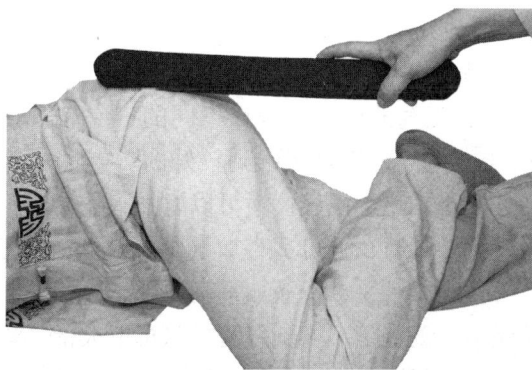

图 3-8　髋关节棒击法

（2）大腿棒击法：患者取仰卧位或弓箭步，术者站在要击打患侧的正前方，右手持棒，沿大腿肌肉走行击打 3 ～ 5 次（图 3-9）。

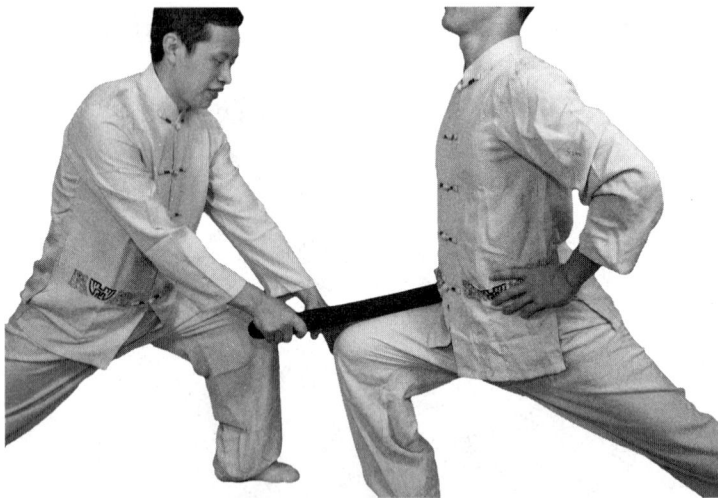

图 3-9　大腿棒击法

（3）小腿棒击法：患者取"弓箭步"，以右侧小腿为例。术者站在患者右侧，右手持棒，击打小腿 3 ～ 5 次（图 3-10）。

下肢棒击法具有疏经通络、活血祛风、滑利关节的功效，侧重于治疗关节风湿疼痛，畏寒，关节活动不利，腓肠肌痉挛，小腿胀痛、麻木等病症。

四、辨证施棒

棒击法不同于推拿手法中的擦、推、滚等手法，其主要依靠棒击力对人体产生作用，因棒击的轻重而体现出补泻，所以棒击力量的大小对疗效起着重要作用。

运用棒击法要严格遵循中医辨证施治的原则，从整体出发，视疾病的轻重、正气的盛衰，选择不同的部位，施以轻重不等的棒击力，这样才能收到较好的

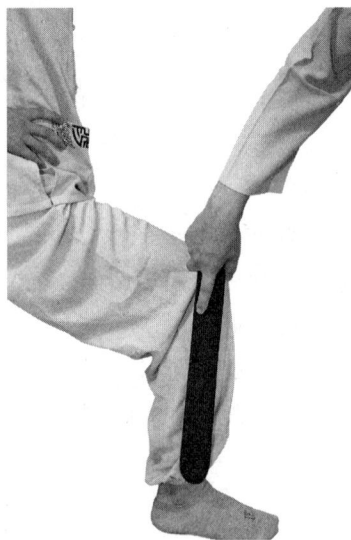

图 3-10　小腿棒击法

疗效。例如肺结核患者，气血均衰，以轻棒力可以增强脾胃功能，扶助正气，待气血渐盛，患者的体质已能承受重棒力时，方可适当加重棒击力量，加速体质恢复。如果开始就施之以重棒力，患者不仅难以承受，反而加重病情。

正确选择棒击部位是治病的关键。如支气管扩张可取大椎、背部、胸部等；胃脘痛可取背部；痛经可取腰骶部、足三里等；失眠可取囟门、大椎等；对于腰、髋关节等深

部组织病变，推拿手法的力难以达到病变部位时可直接击打局部。

五、注意事项

棒击法是一种有效的治疗方法，运用得当，可大大加快疾病的恢复。但是，如果使用不当反而会加重病情。所以使用此法治病，除了要严格遵守相关禁忌证外，还要注意以下几点：

1. 治疗前嘱患者排解大小便。

2. 击打时，要先有"信棒"（即指打击时要先轻轻击两下，以引起患者注意，使其意气汇集击打部位），不击冷棒。

3. 除在腰骶、八髎等处用横棒外，其余部位都要用顺棒，就是说棒身和肢体要平行。

4. 棒击时术者手腕要灵活，患者呼吸要调匀，击头顶时要让患者闭口咬牙，以免上下牙齿闭合伤及舌头。

5. 棒击频率不宜过频，隔天治疗 1 次。

6. 小儿一般不用。后脑和肾区等部位严禁使用棒击法。

六、理论基础与作用机制

经络是人体结构的重要组成部分，具有联络人体脏腑器官、沟通内外上下、运行气血、调节阴阳及机体活动的作用。人体通过经络系统把五脏六腑、五官九窍、四肢百骸、筋脉皮肉等联接成为一个具有生命功能的整体。五脏六腑、经络之气输注于体表，经络是气血运行的枢纽。若是经络不通，气血则不畅，不通则痛，就会引发病患。通过辨证施治，对相应经络、穴位进行拍击敲打，使经络畅通，气血旺盛，以达"诸脉皆通，通则疾除"的效果。

"经脉者，人之所以生，病之所以成，人之所以治，病之所以起"。"血气不和，百病乃变化而生"，认为经脉不通是万病的起因，而要治愈疾病则必须从疏通经脉开始。《医宗金鉴》曰："气血郁滞，为肿为痛，宜用拍按之法，按其经络以通郁闭之气……其患可愈。"

研究表明，人体肌肉每平方毫米的横切面上约有 4000 条毛细血管，在平常安静的状态下仅有 30 ~ 270 条是开放状态，而在运动或拍打时毛细血管大量开放，此时开放数量可达安静时的 20 ~ 50 倍，因此，此时肌肉可获得比平时更多的氧气和养料。而全身毛细血管的大量开放会减轻心脏负担，降低血压，促进心脏功能改善，较好地防治心脑血管疾病及其他急慢性病症。

拍打疗法可疏通经络、行气活血、协调阴阳。气血畅通可令周身的组织器官得到充足的营养，使瘀阻之毒及代谢废物及时排出体外，从而祛病健身。拍打疗法可强健肌肉，灵活骨骼，增强活力，具体作用体现如下。

1. 舒筋通络　棒击法是消除疼痛和肌肉紧张痉挛的有效方法，击打能加强局部血液循环，使局部温度升高。棒击直接刺激提高了局部组织的痛阈。

2. 活血化瘀　棒击法能促使被击打部位的血液循环，增加组织的血流量。

3. 消炎止痛　击打后身体表面会出现类似刮痧自体溶血现象，可以刺激机体提高免疫功能，有消炎止痛的作用。

棒击法可疏通经络、行气活血、解痉止痛、消除疲劳、保健身体、防治疾病的功效，还具有操作简单、安全可靠、无毒副作用、适用广泛、效果显著等众多优点，是一种非常值得推广和采用的自然疗法。

第二节　膏　摩

膏摩又称"药摩法""药物推拿"，是用药物配制成的介质，涂抹于施术部位，再施以推拿按摩手法，从而防治疾病的一种方法。膏摩是将推拿与药物配合运用的一种形式。之所以称为"膏摩"，一是因为"摩"是操作时的常用方法，故作为推拿的简称；二是因为手法操作时，介质通常选用膏剂。除膏剂外，也可用水性、油性等介质。

膏摩在我国的发展源远流长，在许多史书中都有记载。长沙马王堆 3 号墓出土的帛书《五十二病方》中记载了我国推拿史上最早的药膏与膏摩。帛书中有以"车故脂"作为介质摩于患处治疗瘙痒的记载。虽然当时的制备方法还相当原始，但却为后世膏摩的发展奠定了基础。《黄帝内经》记载了"马膏"治疗阳明经面瘫急性发作。汉代张仲景在《金匮要略》一书中首次提出了"膏摩"一词，并将其与针灸、导引等法并列，用于预防保健，认为"若人能养慎，不令邪风干忤经络，适中经络，未流传脏腑，即医治之。四肢才觉重滞，即导引、吐纳、针灸、膏摩，勿令九窍闭塞"。三国时期，华佗经常使用按摩手段治疗疾病，尤其是膏摩。据《三国志·魏书·华佗传》和《后汉书·华佗传》记载，他曾用倒悬、铍刀决脉、膏摩等法治疗顽固性头眩病。另据《诸病源候论》《外台秘要》《千金要方》等书记载，华佗还将膏摩与火灸同用以治疗"伤寒始得一日在皮肤"。此外，《肘后备急方》中载有"疗百病"的"华佗虎骨膏"等，对后世医家的影响极其深远。《神农本草经》一书中提到了用"雷丸"做摩膏除小儿百病，这是膏摩用于小儿疾病的最早记载，从中可见膏摩至少在汉代已被医家应用于儿科。

晋代的葛洪十分重视膏摩疗法，是第一位系统论述膏摩证、法、方、药的医家。尤其对于膏摩施术的记载更加详细、完备。葛洪在《肘后备急方》中介绍了以蜜作为介质摩身，治疗时行疮疡。东晋末年的《刘涓子鬼遗方》书中记载了近十首膏摩方，用于治疗外科病症，并体现了对痈疽病的辨证论治思想。隋末唐初的孙思邈所著的《备急千金要方》中记载了许多预防和治疗小儿疾患的膏摩方。如《备急千金要方·少小婴孺方》中的五物甘草生摩膏方、丹参赤膏、摩生膏、豉、衣中白鱼、米粉盐等。王焘所著的《外台秘要》一书中记载了大量的膏摩方名，并且大都注明了膏摩方的出处，为后世研究膏摩的发展史提供了重要的参考价值。北宋初期的《太平圣惠方》一书囊括了有史以来最多的膏摩方，并体现了专方专用的特点，书中共有膏摩方、药摩方近百首。北宋末年的《圣济总录》不仅记载了许多临床有效的骨伤膏摩方，而且还进一步将膏摩纳入骨伤治疗的三大程序之一，扩大了膏摩在骨伤科的应用。

明代的《普济方》载有膏摩方数十种，如五物甘草生摩膏、太傅白膏、延年蒴藋膏等。大多可见于此书前的各篇历史文献中，是对疗效好的经典膏摩的又一次整理总结。明代王肯堂编写的《证治准绳》中也记载了膏摩方数则，如摩腰膏、摩风膏、防己膏等。清代吴尚先编著的外治法专著《理瀹骈文》一书详细介绍了将药物熬膏，或敷或擦，或摩或浸或熏的方法。这使古代的膏摩、药膏得到了空前的发展。

民国陆锦笙著的《鱼孚溪外治方选》，载有推拿外治方数十则，有众多用药物推拿之法，突破了前人用药膏摩患处的"膏摩"局限，无论在用药方面，还是在手法方面均更加灵活多变，适应范围也更为广泛。

内功推拿流派在临床中广泛运用膏摩治疗疾病，应用膏摩介质不但可以加强手法作用，提高治疗效果，而且还可起到润滑和保护皮肤的作用。

一、常用介质

膏摩使用方剂有单方和复方之分。常应用的介质有葱姜水、滑石粉、麻油、冬青膏及各种药物制成的药膏。其他如松节油、舒筋活络药水、红花油均可应用。一般无毒性的植物油均可因地制宜选用。推拿临床中常用的介质如下。

冬青膏：将冬绿油（水杨酸甲酯）与凡士林混合而成。用擦法或按揉法时常用此膏，可加强透热效果。

葱姜水：用葱白和生姜捣碎取汁，涂少许按摩（或将葱、姜用酒精浸泡），能加强温热发散作用，常用来治疗小儿虚寒证。

滑石粉：一般在夏季应用。夏季易出汗，在出汗部位运用手法时，容易使皮肤破损，局部敷以滑石粉，可保护患者和术者的皮肤。

麻油：运用擦法时涂上少许麻油，可加强手法的透热效果。

二、使用方法

临床使用时，先按处方配制成软膏，然后将少许软膏涂抹于体表施术部位上，再进行推拿按摩治疗。一般多用擦法、摩法、平推法和按揉法。在应用膏摩的方法时，有时还需要借助一些器具，如《圣济总录》中说："以铁熨斗，摩顶一二千下。"及"以铁匙挑一钱许，涂顶上，细细用铁匙研之。"

临床应用举例

颈部膏摩操作方法：第一步，患者坐位或俯卧位（胸部垫以软枕），使颈项部皮肤充分暴露。第二步，将药膏涂于患者颈项部正中，用柔和的一指禅推法或拇指按揉法操作于风府穴至大椎穴部位。由上而下，紧推慢移，力量适中，在风府穴及大椎穴稍作停留。第三步，将药膏涂在患者颈部双侧斜方肌处。以一指禅推法或拇指按揉法操作于风池穴、阿是穴及颈夹脊等部位，沿风池穴至肩井穴由上而下用拇指直推10次。用小鱼际擦于患者颈肩部，以透热为度。第四步，将药膏涂于患者上背部。用一指禅推法、拇指按揉法、掌揉法或掌根揉法施于患者肩胛提肌、斜方肌、冈下肌等处。沿斜方肌肌纤维方向施以小鱼际擦法，以透热为度。第五步，拿风池、颈部斜方肌、肩井，以局部产生酸胀感为度。

三、临床应用

本疗法适用范围很广，广泛用于内、外、妇、儿、伤及五官等科，治疗风湿痹痛、中风偏瘫、口眼㖞斜、痛风、骨损肿痛、伤筋、闭经、便秘、夜啼、惊风、目暗赤痛、喉中息肉等症。

四、注意事项

1. 膏摩方多含有毒物成分，故不可入口。

2. 施用膏摩时，应注意防止损伤皮肤。

3. 介质无论选用何种剂型，均宜选取适量。过多（太湿）或过少（太燥），均不便于手法操作。

4. 急性传染性疾病、各种感染性疾病、各种出血、严重的内科疾病、休克、外伤出血及骨折早期、截瘫初期等不宜使用膏摩疗法。精神病或其他不配合者，也禁用本法。

五、常用膏摩方

【单方】

1. 葱白 辛、温。入肺、胃经。发表、解毒。捣烂取汁，或将葱白浸泡在酒或95% 酒精内，取其浸出液。

2. 生姜 辛、温。入肺、胃经。通血脉、祛寒气、行药力，用以推、摩、揉、擦。亦可用生姜、葱白同捣取汁，或同时浸入酒或 95% 酒精之中，取浸出液使用。

3. 麻油 甘、凉。入大肠经。润燥、生肌、通便、解毒，以推、摩、揉、擦为主。

4. 酒 甘、苦、辛，有毒。入心、肝、肺、胃经。通血脉、祛寒气、行药力，用以推、摩、揉、擦。

5. 滑石 甘、淡、寒。入胃、膀胱经。清热、利窍、润燥、渗湿。研粉用以推、摩、揉、擦。

6. 薄荷油 辛，凉，无毒。疏风清热。用以涂抹推摩。

7. 蓖麻油 甘、辛，平，有小毒。开窍通关，行经络，止诸痛，消肿，去脓，拔毒。用以推、摩、揉、擦。

8. 蛋清 甘、微寒，无毒。除热，止烦咳，解热毒。用以推、摩、擦、抹。

9. 新汲水 甘、冷，无毒。祛邪，调中，下热气，解闭，祛毒。

10. 食盐 咸、寒。入胃、肾、大小肠经。涌吐，凉血，清火，解毒。研末，用以推、擦。

11. 麝香 辛、温。入心、脾、肝经。开窍，辟秽，通络，散瘀。研末，用以推、摩、擦、抹。

12. 珍珠 甘、咸，寒。镇心安神，养阴息风，清热祛痰，退翳明目，解毒生肌。研粉，用以摩、擦。

13. 醋 酸、苦，温。入肝、胃经。散瘀，止血，解毒，杀虫。用以推、抹、摩、擦。

14. 胡荽　辛、温。微毒。消谷；调补五脏，通心窍，辟秽毒。取胡荽汁或煎汤，用以推、揉、摩、抹。

15. 木香　辛、温，无毒。入肝经。消毒，健脾消食，调气，引药。研末，用以推、摩。

16. 花椒　辛、温，有毒、祛风邪，除寒痹，温中明目。取花椒末、汁，或煎取椒油，用以推、摩、擦、抹、揉、搓。

17. 蒜　辛，温，有小毒。入脾、肾经。消谷，理胃，温中，祛邪除痹。用汁推、摩、擦、抹、揉、搓。

18. 肉桂　辛、甘，热。入肾、脾、膀胱经。补元阳，暖脾胃，除积冷，通血脉。浸麻油中，用于推、摩。

19. 桃仁　苦、甘，平。入心、肝、大肠经。破血行瘀，润燥滑肠。桃仁浸去皮尖，研细加泥，和蜜。用时温水化开，可用摩法治皮肤皲裂。

20. 蜂蜜　甘、平。入肺、胃、大肠经。止痛解毒。

【复方】

1. 苍悟道士陈元膏疗百病方　当归、天雄、乌头各三两，芎䓖、朱砂各二两，干姜、附子、雄黄各二两半，桂心、白芷各一两，松脂八两，地黄二斤（捣，绞去汁），十三物别捣，雄黄、朱砂为末，以酽苦酒三升合地黄渍药一宿，取猪脂八斤，微火煎十五沸，白芷黄为度，绞去滓，内雄黄、朱砂末，搅令调和，密器贮之。腹内病，皆对火摩病上，日二三度，从十日乃至二十日，取病出差止（《肘后备急方·卷八》）。

2. 神明白膏疗百病　中风恶气、头面诸病、青盲风、烂眦鼻、耳聋、寒齿痛、痈肿疽痔、金疮、癣疥悉主之。当归、细辛各三两，吴茱萸、芎䓖、蜀椒、白术、前胡、白芷各一两，附子三十枚，九物切、煎，猪脂十斤，炭火煎一沸即下，三上三下，白芷黄，膏成，去滓，密贮，病在外，皆摩傅之（《肘后备急方·卷八》）。

3. 卫候青膏　治百病，久风头眩，鼻塞，清涕，泪出，霍乱吐逆，伤寒咽痛，脊背头项强，偏枯拘挛，或缓或急，或心腹久寒，积聚疼痛，咳逆上气，往来寒热，鼠漏瘰疬，历节疼肿，关节尽痛，男子七伤，胪胀，腹满，羸瘦不能饮食，妇人生产遗疾诸病，疥恶疮痈肿，阴蚀，黄疸，发背，马鞍牛领疮肿。方为：当归、瓜蒌根、干地黄、甘草、蜀椒各六两，半夏七合，桂心、芎䓖、细辛、附子各四两，黄芩、桔梗、天雄、藜芦、皂荚各一两半，厚朴、乌头、莽草（芒草）、干姜、人参、黄连、寄生、续断、戎盐各三两，黄野葛二分，生竹茹六升，巴豆二十枚，石楠、杏仁各一两，猪脂三斗，苦酒一斗六升。上三十一味，诸药以苦酒渍一宿，以猪脂微火上煎之，三上三下，膏成。病在内，以酒服，如半枣。在外，摩，日三（《备急千金要方·卷七·风毒脚气》）。

4. 摩膏方　治打仆内损疼痛。蓖麻子（去皮，研）一两半，草乌头（生，为末）半两，乳香（研）一钱。上三味，一切和匀，量多少，入炼成猪脂研为膏。每取少许，涂伤处，炙手摩之，令热取效，如痛甚不可摩（《圣济总录·卷第一百四十五·打仆损伤》）。

5. 生肌膏方　治痈疽金疮。大黄、芎劳、芍药、黄芪、独活、当归、白芷以上各一两，慈白二两（另方一两），生地黄一两（另方二两）。上九味合，以猪脂三升煎，三上三下，白芷色黄膏成，绞去滓，磨之，多少随其意（《刘涓子鬼遗方·卷二》）。

6. 青膏方　治伤寒头痛项强，四肢烦疼。当归、芎劳、蜀椒、白芷、吴茱萸、附子、乌头、莽草各三两。上八味，以醇苦酒渍之再宿，以猪脂四斤煎，令药色黄，绞去滓，以温酒服枣核大三枚，日三服，取汗，不知稍增。可服可摩。如初得伤寒一日，苦头痛背强，宜摩之佳［《备急千金要方上·卷九·伤寒（上）》］。

7. 摩腰方　治久冷腰痛。巴戟一两，附子一两（生，去皮、脐），阳起石一两（细研），硫黄一两（细研），雄雀粪一两，川椒一两（去目），干姜一两，木香一两，菟丝子一两（酒浸三日，曝干，别捣为末），韭子一两（微炒）。捣箩为末，以真野驼脂熬成油，滤去膜，待冷，入诸药末，和丸如弹子大。洗浴了，取一丸分作四丸，于腰眼上，热炙，手摩之（《太平圣惠方·卷四十四·治久腰痛诸方》）。

8. 木防己膏　治产后中风。木防己半升，茵芋五两。上二味，以苦酒九升，渍一宿，猪膏四升，煎三上三下，膏成，炙手摩千遍（《备急千金要方·卷三·妇人方上》）。

9. 五物甘草生摩膏方　治少小新生肌肤幼弱，喜为风邪所中，身体壮热，或中大风，手足惊掣。甘草、防风各一两，白术二十株，雷丸二两半，桔梗二十株。以不中水猪肪一斤煎为膏。以煎药，微火上煎之，稍息视稠浊，膏成去滓。取如弹丸大一枚，炙手以摩儿百过。寒者更热，热者更寒，小儿虽无病，早起常以膏摩囟上及手足心，甚辟寒风［《备急千金要方·卷五（上）·少小婴孺方（上）》］。

10. 治少小鼻塞不通及涕出方　杏仁半两，蜀椒、附子、细辛各六株，上四味以醋五合，渍药一宿，明旦以猪脂五合，煎令附子色黄，膏成去滓，待冷以涂絮道鼻孔中，日再兼摩顶上［《备急千金要方·卷五（下）·少小婴孺方（下）》］。

第三节　热　敷

热敷法是采用药物和适当的辅料经过加热或辅助以形态的束缚，敷于患部或腧穴。它借助温热之力，将药物渗透皮毛腠理，循经运行，内达脏腑，从而产生防治疾病的作用。热敷法是中医独特有效的外治法之一，由于操作简单、取材方便、费用低廉、安全性高，临床应用广泛。

药物外敷疗法的产生与人类用植物、泥浆之类涂敷伤口的自发行为有关，随着局部按压和敷药重复操作，发现具有止血、止痛、消肿，甚至加速创伤的愈合作用，此类经验不断总结和发展逐步形成一种外治疗法。

古代的热敷方法很多，诸如药熨、汤熨、酒熨、葱熨、铁熨、盐熨、土熨等。《五十二病方》和《黄帝内经》中记载的"熨"法就是热敷法。《灵枢·经筋》原文曰："足阳明之筋……颊筋有寒，则急引颊移口；有热，则筋弛纵缓不胜收，故僻。治之以马膏，膏其急者；以白酒和桂以涂其缓者，以桑钩钩之，即以生桑灰置之坎中，高下以坐等，以膏熨急颊……"

根据热敷用具湿度的特点，热敷可分干热敷和湿热敷，干热敷就是用黄豆、盐、沙、土、药等炒热放于袋中敷于患处。湿热敷是将热敷毛巾等用具浸泡在熬煮好的药液内，绞干取出，趁热敷在患处。内功推拿流派临床治疗时常用湿热敷。根据不同的热敷方法，热敷用具可以灵活变通。民间也往往就地取材选用泥坯、砖加热后浇醋裹上毛巾做热敷。此外，也可以用一个布袋做敷料收纳容器，将熬煮中药的渣滓收纳于布袋以做热敷，布袋有收纳药物的作用，还可以提供形状塑造，调整脊柱生理弧度，也有支撑作用。

一、操作方法

热敷法分为干热敷和湿热敷，可以单独操作，也可以在推拿之后操作。

1. 干热敷法　干热敷一般用布袋收纳，布袋制作可以用两层 A4 纸大小的布，三边缝合，一端用绳子做收口，方便使用。

热敷辅具材料可选黄豆、粗盐、沙、中药、小鹅卵石等。加热方法多种（微波炉加热、蒸汽熏蒸、锅内炒热均可），放入布袋。收口固定，趁热敷于特定部位。也可以将60 ~ 70℃的热水灌满暖水袋，用布套或用布包裹敷于患处。

2. 湿热敷法　将选好的药物用布袋装好收口扎紧，放入砂锅或铝锅内，加适量清水，煮沸 5 ~ 10 分钟，趁热将毛巾浸透绞干，折成方形或长条，贴敷患病部位，待毛巾不太热时，换另一块毛巾操作。可用三个毛巾轮换。每次热敷时间不宜超过 30 分钟，每日 2 次。本法常用于擦法之后，并施以轻拍法，以增加热量渗透，待患者感到热量稍减，可以施加按压法，以使中心热药汁带热量渗透而出，以延长单次热敷时间。亦可将熬煮的药渣布袋趁热取出，裹以毛巾，少许挤干药汁，趁热垫于腰背之下，以达热敷效果。

另外，亦可采用药饼（糊）热敷法。将药物直接捣烂调拌面粉做成饼并放入笼上蒸熟，或将药物研成细末，调拌辅料做成饼或糊状，加热后敷于治疗部位。也可捣烂新鲜药物或调拌油料类药物直接捏饼。也可以将糊剂或饼剂着于患处，用艾绒搓炷放其上，点燃后加热操作，类似临床隔物灸法的操作。

二、施术部位和体位

热敷部位多为病变局部，颈项、肩背、腰部、腹部、四指关节部位均可操作。根据中医理论选择腧穴部位进行热敷，如阳痿可选肾俞、命门等。

热敷体位可根据患者情况灵活选用，可采用仰卧位、俯卧位、侧卧位、坐位或俯伏坐位，以稳固、持久、舒适为度。

三、适应证

热敷可以治疗软组织损伤所引起的病痛，如常见的肩周炎、网球肘、腰椎间盘突出症等各种闭合性损伤及关节炎所引起的疼痛。热敷还应根据中医脏腑理论、经络学说辨证选用，对内科、妇科、男科疾病，如某些慢性胃肠道疾病、急性乳腺炎早期、阳痿、不育、痛经、卵巢多发性囊肿、宫寒不孕、早期尚未排脓的疖肿、淋巴结炎、麦粒肿、牙痛、尿潴留、术后腹胀等病症有治疗作用。

四、注意事项

1. 注意保暖，预防受凉。本法一般在室内进行操作，在冷天或严寒季节，室内宜用空调加温，或覆盖衣被保温。尤其体虚患者、老年人及小儿更为重要。

2. 热敷局部用酒精消毒，防止烫伤溃破后感染。

3. 毛巾必须折叠平整，使热量均匀透入，且不易烫伤皮肤。

4. 湿热敷时可隔着毛巾做拍法，待热稍减可用轻按法，切忌用揉法。被敷部位一般不再施加其他手法，否则容易破皮，所以热敷均在手法操作结束之后。

5. 热敷毛巾的干湿与药液温度高低密切相关。药液温度较高时，应迅速取出用力绞拧毛巾，使得毛巾越干越好；药液温度不烫手后，药汁可以略多些，以不滴水为度。

6. 热敷的温度应以患者耐受为限，要防止发生烫伤和晕厥。对于年长、糖尿病末梢感觉异常者尤需注意。

7. 关节扭伤初期（36 小时以内）禁用热敷，因热敷可能加重出血和肿胀。

五、作用原理

热敷法具有温和通的功效，温以散寒、通以活血，在中医理论的指导下，通过辨证选用中草药，并借用温热之力，可使药性直达病所，从而更加充分地发挥中药所具有的补气血、祛风寒、活血通络、化瘀止痛等各种作用。寒得解，气血和，则痛止，脏腑功能得到调节。热敷疗法还具有经络调整作用，在体表给药，药物之性味由经络入脏腑，输布全身，直达病所，达到补虚泻实、调整阴阳、治疗疾病的目的。

现代医学认为，热敷能使局部皮肤温度升高、血管扩张，毛细血管内皮细胞间隙加宽，通透性增加，药物被有效吸收，从而更好地发挥药物的作用；热敷通过促进毛细血管、淋巴管的扩张，能改善局部血液循环及淋巴循环，促进新陈代谢，改善局部组织营养和全身功能，加速水肿和炎性物质的吸收，促使损伤组织的修复；热的刺激还可以解除肌紧张、肌痉挛，达到解痉止痛的目的；温热刺激还能够活跃网状内皮系统的吞噬能力，提高人体免疫力；温热能够使人体紧张情绪放松，调节植物神经功能。

此外，热敷法也有采用特殊刺激作用的药物。药物本身刺激体表局部，加之温热物理作用，使局部血管扩张，加速血液循环而改善周围组织的营养，可起到消炎退肿的作用。某些刺激性较强的药物，强烈刺激外周感觉神经，可通过神经反射激发机体的调节作用，从而使机体的某些抗体形成，提高机体的免疫力。

六、湿热敷方药

湿热敷法是内功推拿流派有特色的操作流程之一。一般选用具有祛风散寒、温经通络、活血止痛作用的中草药。临床可根据不同疾病的病因病机，在中医理论的指导下，按照辨证论治的原则选用下述药物。

1. 活血化瘀类　当归、乳香、没药、川芎、鸡血藤、桃仁、红花、牛膝、降香、赤芍、苏木、血竭等。

2. 祛风除湿类　独活、威灵仙、防己、秦艽、木瓜、徐长卿、海桐皮、透骨草、海风藤、千年健、松节、伸筋草、忍冬藤等。

3. 散寒止痛类　桂枝、麻黄、生姜、防风、羌活、附子、干姜、肉桂、吴茱萸、花椒、丁香等。

4. 行气通经类　木香、香附、沉香、檀香、橘皮、桑枝、路路通、冰片、地龙、丝瓜络等。

5. 强筋壮骨类　补骨脂、自然铜、续断、天麻、鳖甲、杜仲等。

热敷方组成时，可在以上各类药物中，每类选取 2～4 味，全方由 12～14 味药物组成，每味药用量 10～30g。

现介绍推拿伤科常用的 2 个热敷方，以供临床参考使用。

1. 传统推拿热敷方　红花 10g，桂枝 15g，乳香 10g，没药 10g，苏木 50g，香樟木 50g，宣木瓜 10g，老紫草 15g，伸筋草 15g，钻地风 10g，路路通 15g，千年健 15g。主治扭伤、挫伤、风湿疼痛、局部怕冷、关节酸痛等。

2. 简化推拿热敷方　香樟木 50g，豨莶草 30g，桑枝 50g，虎杖根 50g。主治因扭挫伤而引起的疼痛肿胀，以及肢体酸楚等。

第四节　熏　蒸

熏蒸是指用中药煮沸之后产生的蒸汽熏蒸患者全身或局部，利用药性、水和蒸汽等刺激作用来达到防病治病的一种方法。熏蒸疗法属于中医常用的外治方法之一，是以中医学基本理论为指导，通过局部体表的经皮吸收到达病所，根据不同的熏蒸药物方可起到滋养津液、滋润肌肤、健脾和胃、壮肾利水、舒筋活络、强筋壮骨等作用。

熏蒸疗法历史久远，马王堆汉墓出土的《五十二病方》已记载熏洗方 8 首，用熏蒸治疗痔瘘、烧伤、毒虫咬伤等多种病症。秦汉时期已开始了对熏蒸理论的探索，《黄帝内经》有言"善治者治皮毛，其次治肌肤……"认为疾病乃邪气由外入侵所致，对疾病的治疗也应从外而解。《黄帝内经》还记载了用椒、姜、桂和酒煮熏治疗痹证导致的关节肿胀、疼痛、伸展不利等症状。东汉时期，张仲景在《金匮要略》中记载使用熏蒸治疗大量疾患，充分发挥了其简、廉、效的特点，如用雄黄熏蒸治疗狐惑蚀于肛，苦参汤熏洗治疗狐惑。唐宋金元时期，熏蒸疗法已广泛用于内、外、妇、儿、皮肤、五官科等疾病的防治中。《备急千金要方》将熏蒸疗法分为烟熏法、气熏法、淋洗法等细门，并加以病例佐述。明清时期，熏蒸疗法趋于成熟，王肯堂的《证治准绳》、陈实功的《外科正宗》、张介宾的《景岳全书》以及《奇效良方》、《万病回春》、《寿世保元》等医书中均记载了用中药熏蒸治疗各类疾病。

内功推拿流派将熏蒸疗法广泛应用于临床实践，不仅用于临床治疗，也用于养生保健及功法训练过程中的身体功能恢复。

一、操作方法

1. 传统熏蒸法 把药物放在器具里（不锈钢、瓷或瓷砂器具）。然后加水煮沸，找好合适的姿势，把要蒸熏的部位放在器具以上用蒸汽熏蒸，注意避免烫伤，熏蒸时间 20 ~ 30 分钟，最后关火。

2. 药浴机熏蒸法 把药物放在药浴机的中药煮蒸器中煎煮，设置相关参数。药浴机自动控温，可自动进水、补水、排水，还配有方便治疗的清洁淋浴花洒和立体音响，熏蒸与音乐疗法相结合，使临床效果更加显著。

二、适应证

熏蒸疗法在内功推拿中用于功法训练早期及训练过程的修复。在临床疾病中常用于：①风湿类疾病：风湿性关节炎、类风湿关节炎、肩周炎、强直性脊柱炎等；②骨伤类疾病：腰椎间盘突出症、退行性骨关节病、各种急慢性软组织损伤；③皮肤类疾病：神经性皮炎、各种癣、疔疮、湿疹、皮肤瘙痒症、扁平疣等；④内科：感冒、咳嗽、糖尿病、失眠、神经官能症、血栓闭塞性脉管炎、慢性肠炎等；⑤妇科：痛经、闭经等。

三、注意事项

1. 注意熏蒸浴具的消毒。

2. 实施熏蒸疗法，应注意安全，防止烫伤。各种用具牢固稳妥，热源应当合理放置，药物不应接触患者皮肤。小儿及智力低下、年老体弱者熏蒸时间不宜过长，并须家属陪同。

3. 熏蒸后及时补充水分，适量饮用温开水 300 ~ 500mL。冬季治疗结束后应注意保暖。

4. 治疗期间对辛辣、油腻、甘甜等类食物摄入应适当。不宜使用各种化妆品、洗面奶等。过饥、过饱、过度疲劳，以及饭前、饭后 30 分钟内不宜熏蒸。

5. 注意熏蒸的禁忌证。经期及孕妇、温热感觉障碍者、有严重出血倾向者、皮肤过敏者禁止熏蒸；特殊疾病、皮肤破损处不宜熏蒸。

四、熏蒸方

1. 强身健体熏蒸方 当归 20g，黄芪 30g，独活 25g，川羌活 15g，伸筋草 10g，透骨草 15g，秦艽 15g，桂枝 10g，苍术 10g，杜仲 20g，桑寄生 10g，威灵仙 12g，干姜 20g。

2. 活血祛瘀熏蒸方 当归 20g，赤白芍 15g，炒桃仁 20g，牡丹皮 20g，生姜 15g，川大黄 15g，苏木 10g，红花 10g，紫草 10g，乳香 15g，没药 15g，乌药 10g，秦艽 20g，汉防己 10g，雷公藤 20g，狗脊 10g。

3. 海桐皮汤熏蒸方 海桐皮 15g，透骨草 15g，乳香 15g，没药 10g，当归（酒洗）10g，川椒 15g，川芎 10g，红花 10g，威灵仙 10g，白芷 10g，甘草 5g，防风 10g。

4. 祛风除湿熏蒸方　制川乌、制草乌、羌活、独活、伸筋草、秦艽、四叶参、丁香各 30g，桂枝、木瓜、黄芪、石斛、姜半夏、丹参、姜黄各 15g。

5. 关节疼痛（痰阻络脉证）熏蒸方　威灵仙 15g，清半夏 12g，白芥子 10g，嫩桑枝 30g，伸筋草 15g，透骨草 15g，细辛 10g，苏木 15g，红花 15g，川牛膝 15g，海风藤 10g，制乳没各 10g。

6. 关节疼痛（寒湿内停证）熏蒸方　当归 20g，黄芪 20g，独活 25g，川羌活 15g，伸筋草 10g，透骨草 15g，秦艽 15g，桂枝 10g，制附片 10g，苍术 10g，杜仲 20g，桑寄生 10g，露蜂房 10g，威灵仙 12g，干姜 20g。

五、作用原理

中药熏蒸疗法将温热效应和药物作用相结合，使机体产生协同和增效作用，发挥显著、持久的生理、药理效应。熏蒸过程的热效应是由源源不断的热药蒸汽以对流和传导的方式直接作用于人体的，而药疗效应或是由熏蒸药物中逸出的中药粒子作用于人体体表直接产生杀虫、杀菌、消炎、止痒、止痛等作用；或是经透皮吸收入人体通过激动组织细胞的受体或参与调节新陈代谢水平等生化过程发挥药疗作用。中药熏蒸过程中，丰富热能和对症药物持续作用于人体，便出现一系列生理、药理效应。

1. 促进血液循环　药理实验研究表明，熏蒸疗法具有改善模型动物血液流变学，降低血液黏滞度和改善微循环的作用。热是一种物理因子，可刺激引起周身体表毛细血管网充分扩张、开放，外周血容量迅速增多，导致体内储血重新分布，进而引发全身血液大循环。在疏通腠理、舒张血管、通达血脉、促进血液循环的同时能增进药物的吸收，而随着红花、丹参、川芎、当归等活血化瘀药物的吸收并发挥药效，又使因热效应产生的活血化瘀作用更加突出，更加持久。

2. 促进药物的吸收　皮肤是人体最大的器官，面积大、毛孔多，除具有防御外邪侵袭的保护作用外，还具有分泌、吸收、渗透、排泄、感觉等多种功能，是人体与外界进行交换的器官。中药熏蒸的药物治疗作用直接与皮肤相关，对皮肤体表的痈疽疮疡及各种皮肤病，熏蒸药物的有效成分可直接在接触的肌肤部位产生药效或在向体内转运的透皮吸收过程即发挥其抑菌消炎、杀虫止痒、活血化瘀、消肿止痛等作用。

3. 产生"发汗"效应　发汗为中医治病基本手法之一，具有解表祛邪、祛风除湿、利水消肿、排泄体内有害物质的功能。同时发汗可有效调节体内水液输布、运行和排泄。而中药熏蒸疗法所产生的热药蒸汽，促使汗腺活动增加，汗液分泌增多，并能恢复部分汗腺、皮脂腺的功能；汗液排泄还能带走部分积蓄在体内的毒素和沉积物，清除体内毒素对机体各脏器的损伤，可用于尿毒症、慢性肾功能不全等临床治疗。

4. 神经、经络调节作用　人体皮肤分布着丰富的神经感受器和腧穴，而人体信息的传递，正是由这些感受器和腧穴分别通过神经纤维和十二经络组成的信息网络，时刻保持着皮肤—内脏—大脑间频繁的信息传递与调节过程来完成。也即外周传入感觉神经在脊髓段与内脏传入神经发生了交织与联系，从而使传导的信号相互影响。因此，临床上常发现内脏病变时，某一区域皮肤痛觉变得敏感起来，还有可能发生牵涉痛或反射性肌痉挛。

5. 抗炎、免疫作用 现代药理研究表明，中药熏蒸疗法可通过调节致炎因子和肿瘤坏死因子，减轻炎性反应，缓解局部肿胀。在中药熏蒸温热作用下，增加体内脑啡肽的含量，小动脉及毛细血管周围出现白细胞总数增加，网状内皮系统功能加强，大小吞噬细胞的吞噬功能加强，淋巴细胞的转化加强，使机体的免疫功能提高，从而使化脓性炎症病灶早日局限化、成熟，促使坏死物质迅速脱落、代谢排出。并增进正常新陈代谢作用，使生理功能发挥极致，意识趋于安定而达到身心平衡状态。

6. 止痛作用 熏蒸疗法通过热与药的共同作用，可以加速血液、淋巴循环，加强代谢物的排泄，促进炎性致病因子的吸收与排泄。能增强人体体液免疫和细胞免疫能力，较快缓解肌肉及周围软组织紧张，加速人体对中药的吸收，使局部致痛物质迅速消失，从而使疼痛缓解。当感觉神经受到刺激产生的信号作为一种与痛觉信号同时传入脊髓神经再传至大脑中枢时，熏蒸治疗可干扰神经通路传递的此痛觉信号，可降低其兴奋性，减弱其传至大脑中枢时的强度，使主观上的痛觉感受减轻。同时，熏蒸加剧了体内神经传递介质或其他相关分子、离子的运动，从而在分子或离子水平上阻碍或干扰了痛觉信号传导过程，也起到了治痛作用。

第四章　少林内功练功法 ▷▷▷▷

第一节　概　述

　　内功推拿就是在少林内功基础上发展起来的一种推拿疗法。少林内功是内功推拿主要的练功内容和方法，是内功推拿流派的重要组成部分。它强调患者通过锻炼少林内功与接受推拿治疗相结合，同时要求推拿医师和患者均要练习少林内功。

　　功法训练对推拿专业人员来说，有利于增强体质与保证手法长时间操作的力量与耐力，预防职业性疾病，并有助于掌握手法技巧。对患者而言，功法训练或功能锻炼，可以巩固和延伸推拿手法疗效，并向康复领域延伸。通过功法手法的良性刺激可以激发经络系统的自身整体调整功能，帮助人体的生命活动恢复到正常状态。对于虚损明显的患者，更需要坚持用一点时间练功，待脏腑和气血功能增强后再增加手法治疗。因此，内功推拿有"先练后推"的要求。

　　少林内功其实是一种内外兼练的功法。不仅"内练一口气"，而且要"外练筋骨皮"，着重锻炼两下肢的"霸力"和上肢的"灵活性"。临床应用于患者时，则是参照专业人员功法锻炼的方法，根据不同的疾病制订功法处方，按照三因制宜的原则指导患者锻炼，虚证以患者耐受为度，实证以汗出为宜。

一、推拿练功的主要作用

（一）强身健体修神，充沛气血内劲

　　推拿练功通过调身、调息、调心，做到"内练一口气，外练筋骨皮"，达到内外兼修、强身健体修神、充沛气血内劲的效果。推拿练功有形神双修的功效，使推拿医师具备充足的体力、良好的精神状态。通过推拿练功，可使推拿医师气血旺盛、经筋脉络畅通，十分有益于推拿从业人员始终保持"阴平阳秘"的最佳工作状态。长期推拿练功，也可以使推拿医师增强内功，逐步产生内劲，进而有效发挥推拿手法效应。

（二）医练结合，增强疗效

　　古人云："上工治未病，下工治已病。"推拿临床工作中，正是按照这一说法，不仅重视疾病的治疗，而且更注意预防疾病的发生和发展，尤其是在传统练功中亦有着很好的体现。

其中一些动作很适合患者练习，有利于消除疾病，是一种扶正祛邪和调动患者积极性的好方法。如前推八匹马、倒拉九头牛等动作，两手自胁肋两侧向前推出，使中气蓄行于中焦，故能健脾和胃，促进胃肠功能，使摄纳增加，化生有源，气血充沛。

（三）提高推拿专业技能，预防职业性疾病

推拿手法的功力、技巧是疗效差异的关键，良好的手法必须是"均匀、柔和、持久、有力"的，这就需要推拿医生有一定的指力、臂力、腰腿力等身体的整体力量和手法所规定的手形、步形；推拿是一种脑力和体力相结合的劳动，因此，推拿医生在具备良好心理素质的同时，还必须具备良好的身体素质，推拿练功为推拿医生具备上述条件打下了基础。

推拿练功强调练习肢体姿势与动作，学习有序的呼吸方法和有益的情志控制力，从中培养推拿实践中规范的步法、身法、手法和眼法，达到四法合一的境界，进而充分协调发挥推拿医师身体各部功能，提高推拿操作功效，有效预防推拿职业性疾病。少林内功的下肢裆势练习，使推拿师下盘稳固灵活、步法协调，关节筋肉柔顺，能够胜任长时间的不同操作体姿；上肢动作练习使推拿师手部内气充实，运劲自如；长期均匀节律的呼吸法和意念控制的学习，可以让推拿师呼吸功能流畅，操作中气、意、劲协同的发挥的最佳操作模式。

二、少林内功的特点

少林内功与一般的静坐类、导引类功法不同，它要求在练功时练功者呼吸自如，四肢特别是手脚要用足力量，做到"练气不见气"，以力带气，气贯四肢。在练功时，强调下实上虚，着重锻炼两下肢的"霸力"和上肢的"内劲"。要求上身正直，下肢稳重，足跟踏实，五趾抓地，站如松树，稳而牢固。上肢在进行各种姿势锻炼时，要求凝劲于肩、肘、腕、指。呼吸自然，与上肢动作相协调，达到"外紧内松"。练功时要求力达四肢腰背，气随力行，注于经脉，使气血循行畅通，濡养四肢百骸和五脏六腑，增强内功。

少林内功的要领：蓄劲指端，以力贯气；下肢霸力，气贯四肢；出声发力，外紧内松；呼吸自然，意念集中。上肢动作练习时，可采用"嘿"字出声，配合指掌发力。出声发力要求声音短促，丹田运气，气声浑厚。

少林内功动作明确、锻炼全面、针对性很强。徒手练功中，首先强调步型、裆势，要求通过下肢各种屈曲、起伏动作，使下肢肌肉、韧带以及腹肌、腰肌、背肌等都得到全面的锻炼，长期练习可使下肢肌肉结实，力量大增；还有许多动作都是以手掌的动作为基础，掌从胁肋下擦推而出，徐徐有力，两手起落多有螺旋翻转，使前臂肌肉产生一个拧转裹抱的过程，形成拧劲、争劲、螺旋劲等，通过各部肌肉的伸展收缩，相互争衡，可使指掌、上肢肌肉得到更大的锻炼。

少林内功动静结合、意气相随。少林内功中动功与静功密切结合，在动态练习时要"动中求静"，即在进行练功动作的同时，要求呼吸自然、全神贯注，保持精神的宁静；

在保持固定姿势时要求"静中有动"，即在体表安静的状态下，保持气息运动的和谐。所以，少林内功不仅具有外练筋骨皮的作用，也有内练精气神的功效。

三、少林内功的主要锻炼内容

1. 基本裆势 有站裆、马裆、弓箭裆、并裆、大裆、悬裆、低裆、坐裆、磨裆和亮裆十个裆势。

2. 上肢动作锻炼法 有前推八匹马、倒拉九头牛、凤凰展翅、霸王举鼎、顺水推舟、怀中抱月、仙人指路、平手托塔、运掌合瓦、风摆荷叶、双手托天、单凤朝阳、海底捞月、顶天抱地、力劈华山、乌龙钻洞、饿虎扑食、三起三落和单掌拉金环等锻炼法。

3. 双人锻炼法 有推把上桥、双龙搅水、双虎夺食、箭腿压法和八走势等锻炼法。

四、少林内功的练习方法

少林内功练习强度的安排一般应由小到大，在保持练功质量的基础上，完成一定的数量。在临床治疗过程中，一般以锻炼者微汗为宜。为了防止肌肉、韧带等的损伤，在练功前必须进行适当的准备活动，准备活动与正式练功之间要有 2 ~ 3 分钟的间隔休息。练功后做整理活动（包含一些呼吸运动和较缓和的全身运动），活动量不可太大，并且逐步由大到小，练功期间注意饮食营养（质量和摄入量）及睡眠休息，以保证身体的需要和练功的预期效果。

少林内功各裆势和上肢动作可灵活组合练习，可以一个裆势单独练习，也可结合一个上肢动作练习，也可以一个裆势结合多个上肢动作练习，或形成套路连续练习（表4-1）。体质差者或初练者可先单练，练至体力增强或动作熟练后再成套锻炼。单练时每个动作应重复 3 ~ 7 次，成套锻炼时每个动作应重复 3 ~ 5 次。各人可根据具体情况，适量锻炼。

表4-1 少林内功下肢裆势与上肢动作组合练习方法

上肢动作	下肢裆势					
	站裆势	马裆势	弓箭裆势	并裆势	大裆势	低裆势
前推八匹马	√	√	√	√	√	√
倒拉九头牛	√	√	√	√	√	√
凤凰展翅	√	√	√	√	√	√
霸王举鼎	√	√	√	√	√	√
顺水推舟	√	√	√	√	√	√
仙人指路	√	√	√	√	√	√
顶天抱地	√			√		
海底捞月		√			√	

续表

上肢动作	下肢裆势					
	站裆势	马裆势	弓箭裆势	并裆势	大裆势	低裆势
三起三落						√
平手托塔	√	√	√	√	√	√
饿虎扑食			√			
风摆荷叶	√	√	√	√	√	√

注：√代表该下肢裆势可与该上肢动作组合练习。

在套路练习后，再配合双人练习、棒击法和内功推拿常规操作，加深理解少林内功的功法内涵。

五、少林内功的临床应用

临床应用少林内功强调辨证施用。在治疗虚劳等病证时，要求功法与手法密切结合，患者必须加强练功，选择站裆势结合前推八匹马、倒拉九头牛等动作姿势，以后逐渐加强马裆势、弓箭裆势、大裆势锻炼，并选择两手托天、霸王举鼎等动作。在治疗肺结核、哮喘、肺气肿等病证时，一般在手法治疗1个疗程后，指导患者先练习站裆势，适当选练前推八匹马、倒拉九头牛。第2疗程后，可以练习马裆势、弓箭裆势，并选练风摆荷叶、两手托天等动作。高血压、失眠、胃脘痛等病症可以根据患者实际情况，指导少林内功锻炼。一般在练功结束后，休息片刻再接受常规推拿手法治疗。

在内功推拿临床工作中，不仅要重视治病，而且更要注重防病，少林内功中的一些练功方法可以强壮身体，预防疾病的发生和发展。少林内功对于人体的影响是整体的，无论是医生还是患者都可以通过推拿功法的练习培育人体正气，达到"正气存内，邪不可干"的目的。

推拿练功已成为推拿学的一个重要的组成部分，它不仅是推拿医生增强上肢、下肢、腰腿部等身体各部力量、提高手法技巧动作的主要方法之一，也是患者达到扶助正气、强壮身体、治疗疾病的方法之一。

六、少林内功锻炼的注意事项

1.练功要端正态度，树立信心，明确锻炼的目的，要有不怕困难、勤学苦练、持之以恒的精神。

2.练功宜在饭后1个多小时进行，饥饿时和饱食后不宜练功。环境宜在室内进行，避免汗出当风。衣着宜宽松，须穿软底鞋（以布底鞋最为适宜）。

3.练功前应认真做好准备活动，以防止肌肉、韧带、关节在运动中出现损伤。

4.练功时要求动作准确，姿势舒适自然，呼吸均匀、平稳、缓慢，意守丹田，不可屏气。练功时应专心一致，排除杂念，养成全神贯注的习惯，以防产生不良后果。

5.练功结束时，应做全身或局部的整理放松运动，以消除疲劳、促进体力恢复。

6.女子经期也应酌情练功。

七、练功的运动量

练功运动量是指人体在练功过程中所能完成的生理负荷量。运动量组成的因素应包括强度、密度、时间、数量和练功项目特性等。改变这些因素中的任何一个因素，都会使练功效果受到影响。强度是指练功过程中运动的程度，强度以练功者各自体质及生理适应程度而定，不可一概而论。密度是指单位时间内重复练习的次数，训练中常以密度作为一个因素来表示运动量的大小，密度在运动量中反映时间与次数的关系，也是运动量中一个重要的环节。时间因素是指在一次练功中练功的总时间、单一功法完成的时间、上一次练习与下一次练习之间的间歇时间以及练习中完全休息的时间等。数量是指一次练功中重复练习的量或练习的总量，练功中没有一定的数量就没有一定的质量，也就是没良好的效果。练功项目特性是指推拿练功方法对人体的影响作用不尽相同，所以在安排练功运动量时也应考虑这个因素。

练功虽是一种强身健体、防病治病的锻炼方法，但也是一种体力活动，所以练功要适当，防止损伤，保证充沛的体力，才能有良好的效果。因此，除了科学、系统地安排练习内容外，还必须选择合适的运动量。运动量诸因素间是相互依存的，只有在全面考虑这些因素的基础上才能因人、因地制订适合自身情况的运动量，从而保证良好的效果。

八、练功的营养卫生

营养是构成机体组织的物质基础，人进行练功等运动期间与营养的关系是非常重要的。

推拿练功训练期间，可适当提高高蛋白质食物的摄入，如鸡蛋、鱼、肉等动物性蛋白食物。但需注意练功后，应有适当的休息时间才能进食。因为练功时人体血液集中于运动器官，胃肠等消化系统相对处于缺血和抑制状态，消化功能减弱。如果练功结束后立即进食，尤其是进食富含蛋白质的食物，则不易消化。因此，练功结束后一般宜休息30分钟以上再进食为佳。合理的摄取营养和掌握适当的进食时间，才能益于身体，确保练功效果。

第二节　功前热身及收功

一、功前热身

功前热身也称练功前的准备活动，是指在练功前通过各种练习提高中枢神经系统的兴奋性，使其达到适宜水平，加强各器官系统的准备活动，为正式练功进一步做好功能上的准备。能使人体更快地进入练功紧张状态，从而防止肌肉、韧带等损伤的发生。

练功前的准备活动往往先采用一些包括走、跑、跳、徒手操和全身各关节各方向、最大范围的放松运动。这样能普遍提高中枢神经系统的兴奋性、全身的物质代谢水平、各器官系统的功能活动以及肌肉韧带的柔韧性和弹性，并使体温略微升高，这些都将有助于练功效果的提高。准备活动持续时间的长短、强度的大小应适当，不必做得太久，防止引起疲劳。一般与正式练功之前有 2 ~ 3 分钟的间隔较为适宜。

通常情况下，在推拿练功前的一套准备运动由关节运动和马步冲拳两部分组成。

（一）关节运动

1. 颈部运动

（1）前后屈伸运动

腿直立，稍宽于肩，两手叉腰，大拇指向后，两脚尖稍外撇，双眼平视前方，此为预备姿势［图 4-1（1）］。身体保持正直，抬头后仰望天空［图 4-1（2）］，然后还原为预备姿势；低头俯视地面［图 4-1（3）］，再还原为原姿势。如此做 4 ~ 8 次。

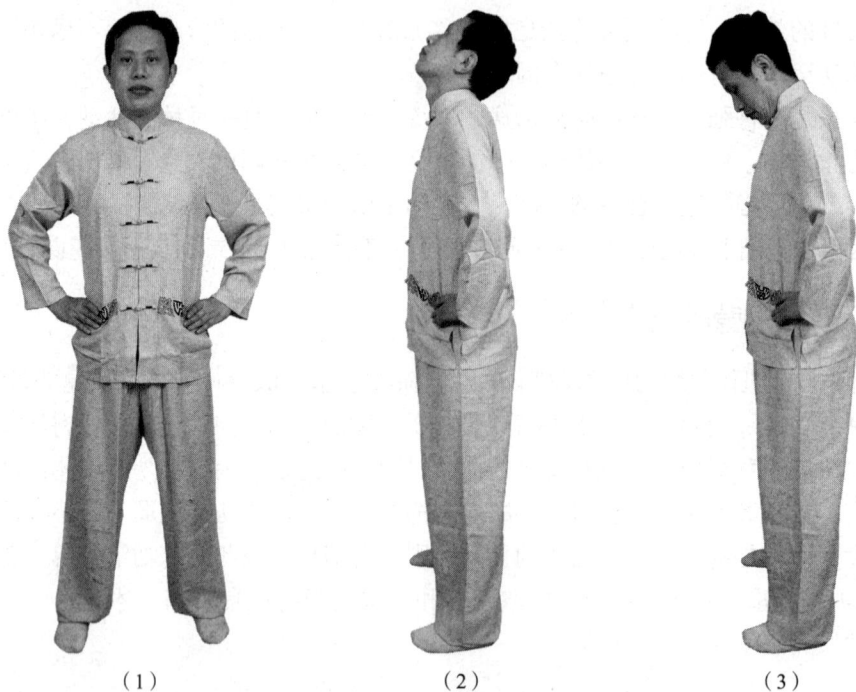

（1）　　　　　　　　（2）　　　　　　　　（3）

图 4-1　颈部前后屈伸运动

（2）左右侧转运动

身体保持正直，头向左转至最大限度，目视左肩［图 4-2（1）］，然后还原成预备姿势；头向后转至最大限度，目视右肩［图 4-2（2）］，再还原成预备姿势。如此做 4 ~ 8 次。

（3）左右斜屈运动

身体保持正直，低头俯视地面，然后头向左上转至最大限度［图 4-3（1）］，然后还原成预备姿势；低头俯视地面，然后头向右上转至最大限度［图 4-3（2）］，然后还原成预备姿势。如此做 4 ~ 8 次。

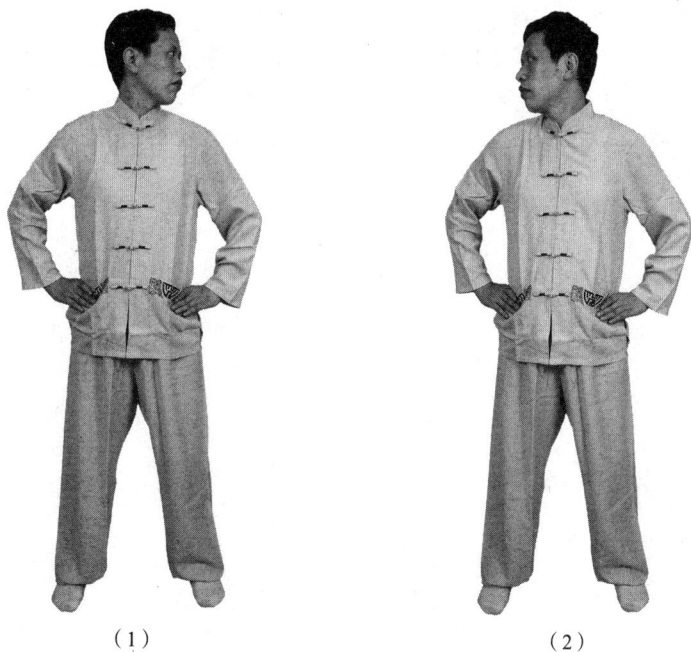

（1）　　　　　　　　　　　　（2）

图 4-2　颈部左右侧转运动

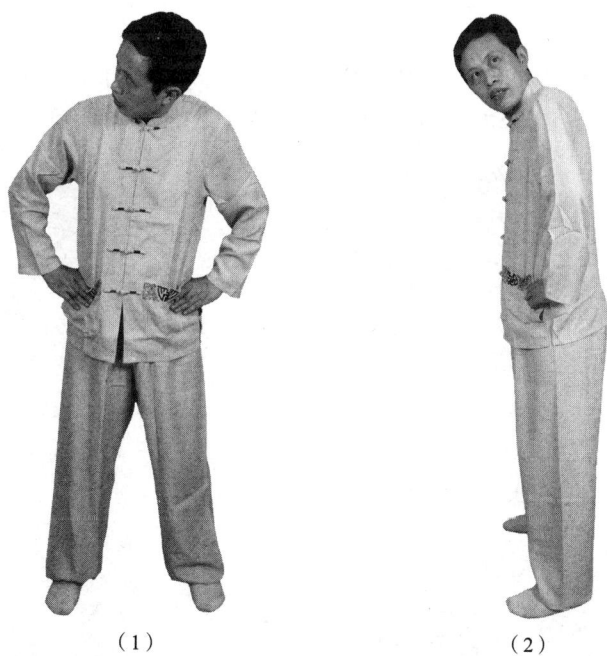

（1）　　　　　　　　　　　　（2）

图 4-3　颈部左右斜屈运动

（4）左右旋转运动

先左后右，以左为例。缓慢低头，颈部前屈，向左旋转［图 4-4（1）］，继而缓慢抬头，仰头颈后屈，转向右侧［图 4-4（2）］，然后还原成预备姿势。如此各做 4～8 次。

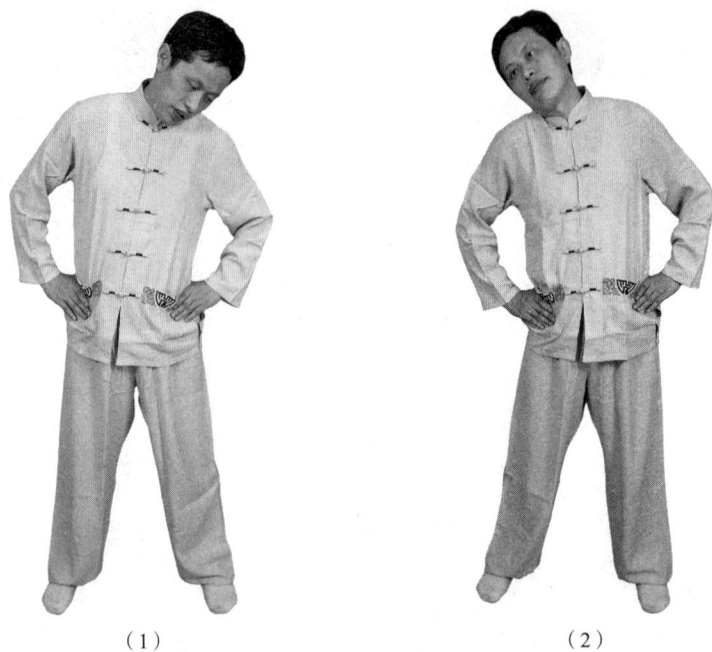

（1）   （2）

图 4-4　颈部左右旋转运动

2. 肩部运动

（1）前后旋转运动

预备姿势：身体自然站立，双眼平视前方，两手分别置于肩前［图 4-5（1）］。然后依次向前、后做肩部旋转运动［图 4-5（2）］，然后还原成预备姿势。如此各做 4～8 次。

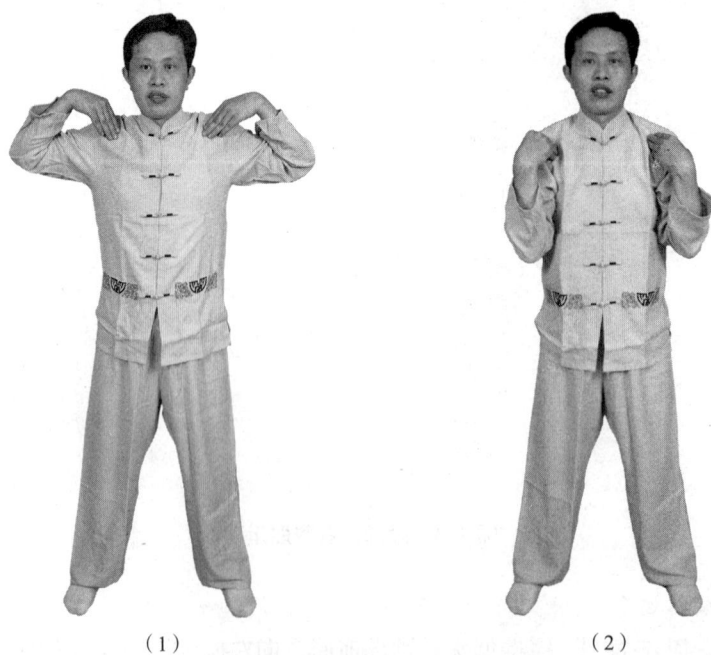

（1）   （2）

图 4-5　肩部前后旋转运动

（2）内外旋转运动

身体自然站立，双眼平视前方，两手分别置于肩前［图4-6（1）］，做肩部内外旋转运动。向上时尽可能向上方耸起；向前时双前臂相并，背部尽量展开；向后时胸部展开，两肩胛骨尽量向脊柱中间靠拢［图4-6（2）］。如此各做4～8次。

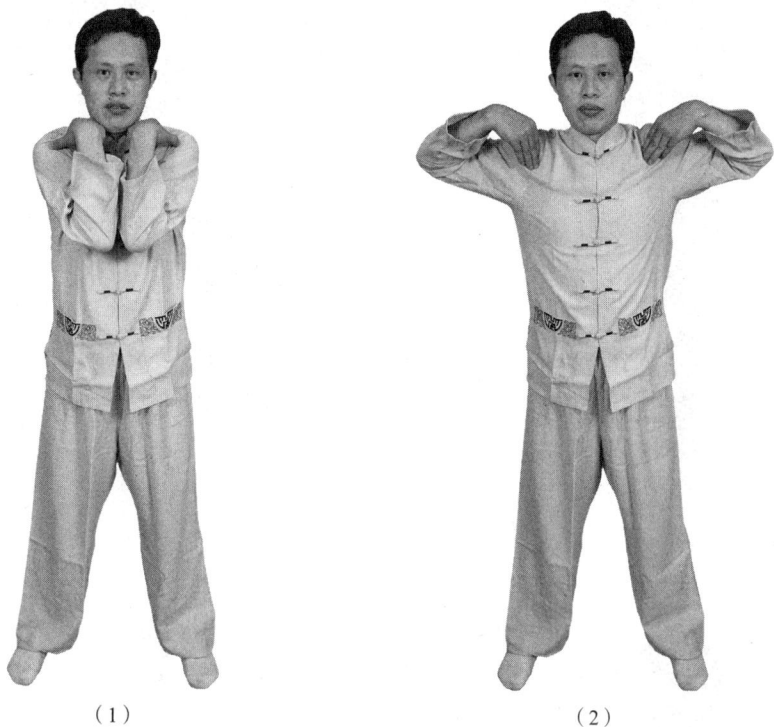

（1）　　　　　　　　　　　（2）

图4-6　肩部内外旋转运动

3. 腕部和踝部运动

双手十指交叉，做腕部环绕运动，同时配合单脚踝部的环绕运动，抬起左脚跟离地10cm左右，做环绕运动，顺时针、逆时针各10圈［图4-7（1）］。而后换右脚操作［图4-7（2）］。如此各做4～8次。

4. 腰部运动

（1）左右侧屈运动

分腿直立，稍宽于肩，双手叉腰，大拇指朝后，两腿伸直，两脚不动，双手用力向左、右推动骨盆，做侧屈运动（图4-8）。左右各做4～8次。

（2）前后伸屈运动

分腿直立，稍宽于肩，双手叉腰，大拇指朝后，两腿伸直，两脚不动，双手用力向前、后推动骨盆，做前后伸屈运动（图4-9）。前后各做4～8次。

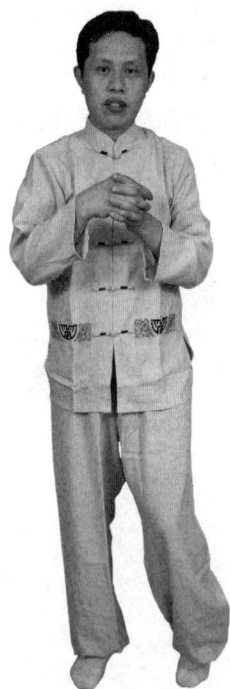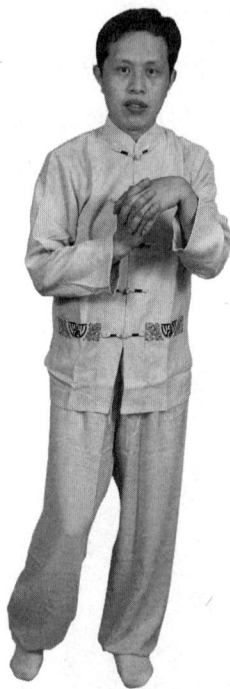

（1）　　　　　　　　　　　　　　　（2）

图 4-7　腕部和踝部运动

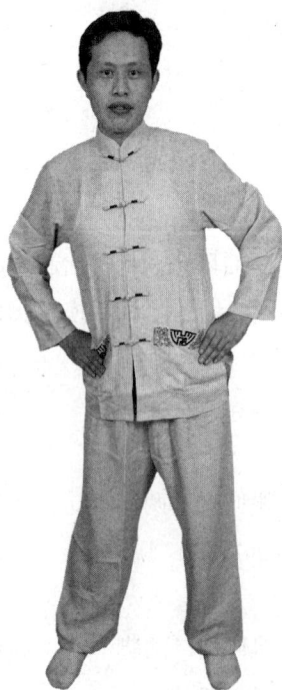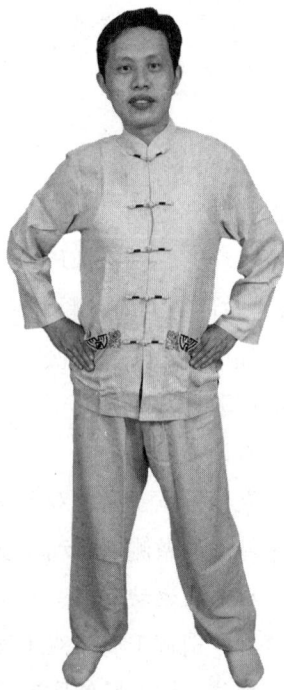

（1）　　　　　　　　　　　　　　　（2）

图 4-8　腰部左右侧屈运动

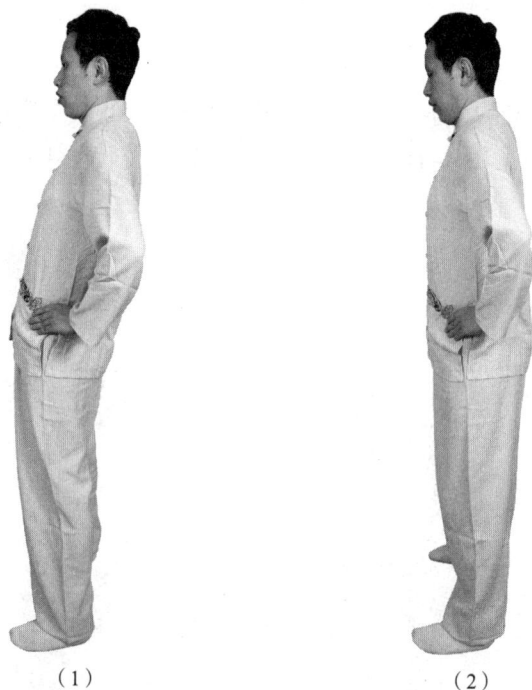

（1）　　　　　　　　　　　（2）

图 4-9　腰部前后伸屈运动

5. 髋部旋转运动（图 4-21，图 4-22）

自然站立，两手叉腰，手与腰部一起做扭腰画圈状运动（图 4-10）。顺时针、逆时针各做 4 ~ 8 圈。

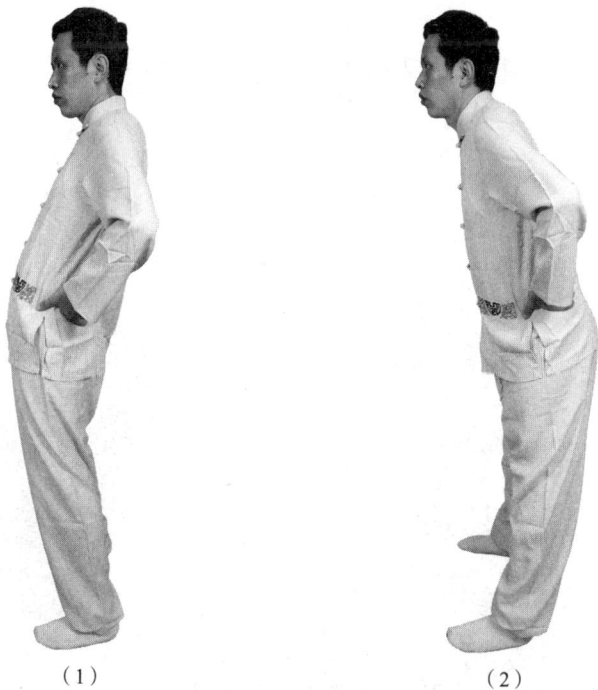

（1）　　　　　　　　　　　（2）

图 4-10　髋部旋转运动

6.膝部运动

（1）左右旋转运动

两脚并拢，屈膝半蹲，两手扶膝，轻轻转动膝部，可以先从左至右转动［图 4-11（1）］，再从右至左转动［图 4-11（2）］，各自转动或交替转动 4 ~ 8 圈。

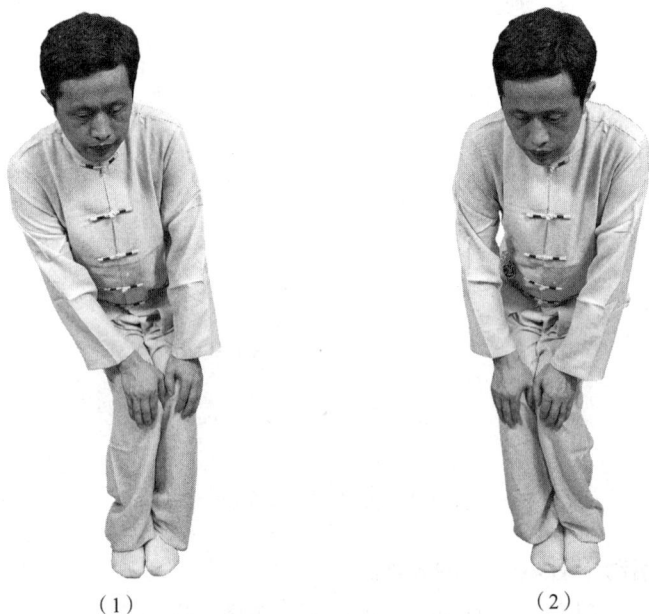

（1）   （2）

图 4-11　膝部左右旋转运动

（2）上下屈伸运动

两脚并拢，两手扶膝［图 4-12（1）］，屈膝下蹲［图 4-12（2）］，挺膝直立，膝关节上下屈伸 4 ~ 8 次。

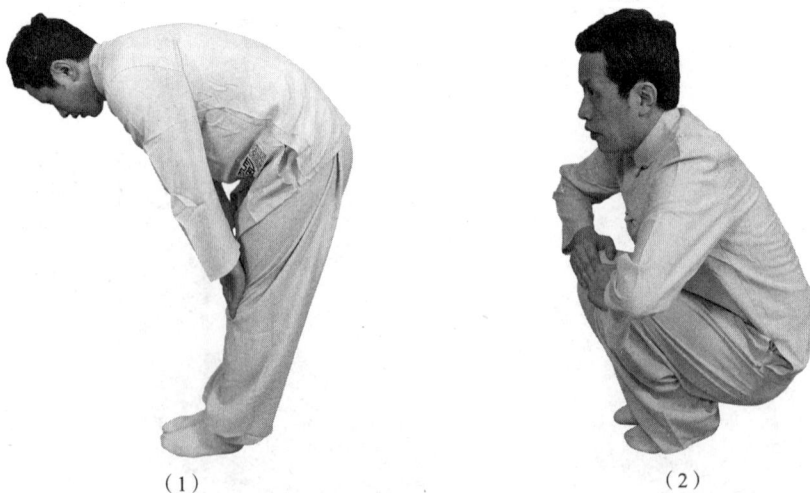

（1）   （2）

图 4-12　膝部上下屈伸运动

（3）抱膝压髋运动

双下肢自然并拢，双手叉指合掌抱住胫骨近端前方，屈膝下蹲压髋，臀部轻击足跟 4 ~ 8 次（图 4-13）。

（4）伸膝弯腰运动

双下肢自然并拢，屈膝下蹲，双手紧握脚踝［图 4-14（1）］，然后做伸膝弯腰运动 ［图 4-14（2）］，弯腰时双膝挺直，下蹲时臀部紧贴足跟，如此屈伸 4 ~ 8 次。

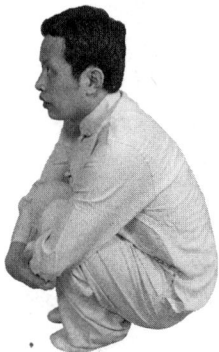
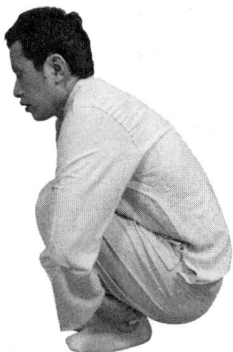
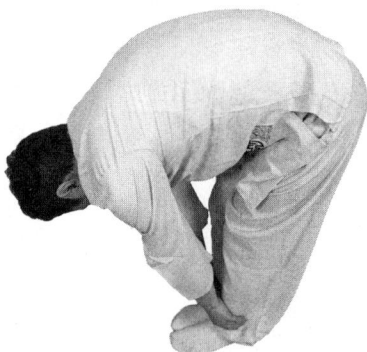

（1）　　　　　　　　　　　（2）

图 4-13 抱膝压髋运动　　　　　　图 4-14 伸膝弯腰运动

（二）马步冲拳

1. 预备式：两脚并拢，两手自然放于身体两侧，身体自然站正，两眼平视，呼吸自然，思想平和［图 4-15（1）］。

2. 左脚向左开一大步，两脚之间距离为本人脚长的 3 倍［图 4-15（2）］。

3. 屈膝屈髋下蹲，膝不超过脚尖，大腿与地面的夹角大于 90°。上身端正，两手虎口反叉在两膝关节上方［图 4-15（3）］。

4. 两手端平，两手与肩等高，与胸等宽［图 4-15（4）］。

5. 两手握拳，分别置于腰部两侧［图 4-15（5）］。

6. 冲右拳：向左拧腰，右肩松顺，伸右肘，快速旋右臂，右拳用力向前冲出，同时，左拳快速收回腰部［图 4-15（6）］。

7. 冲左拳：向右拧腰，左肩松顺，伸左肘，快速旋左臂，左拳用力向前冲出，同时，右拳快速收回腰部［图 4-15（7）］。

8. 两手端平［图 4-15（8）］，吸气屈肘回胸［图 4-15（9）］，呼气下按［图 4-15 （10）］，伸膝起立，身体复原。

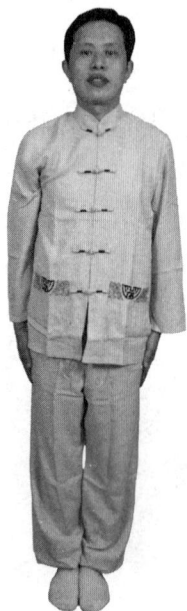
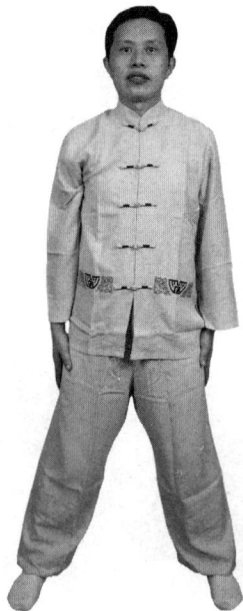
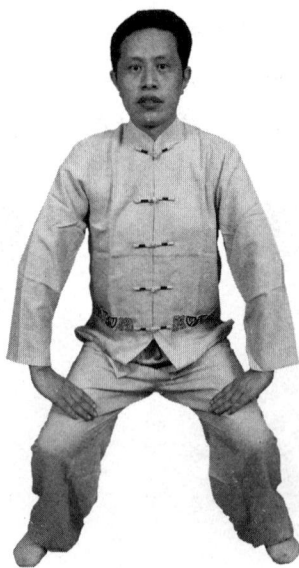

（1）　　　　　（2）　　　　　（3）

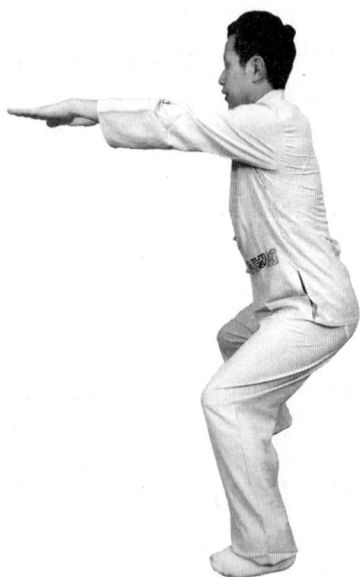
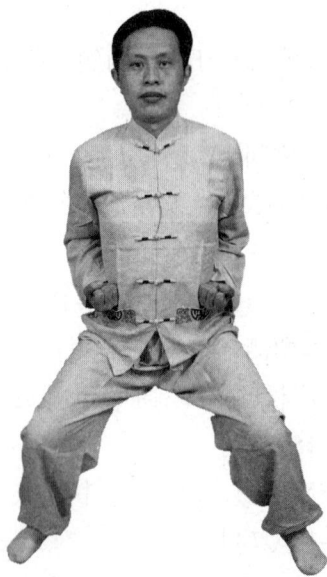
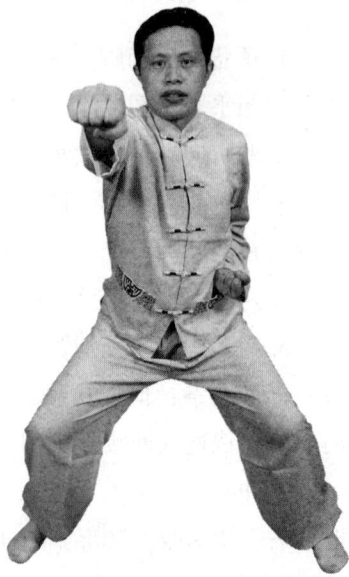

（4）　　　　　（5）　　　　　（6）

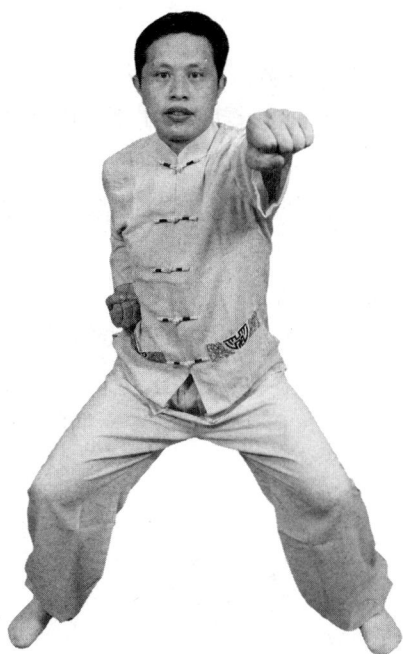

（7）

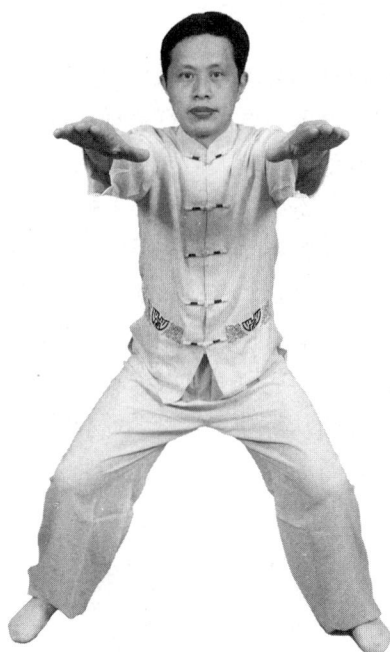

（8）

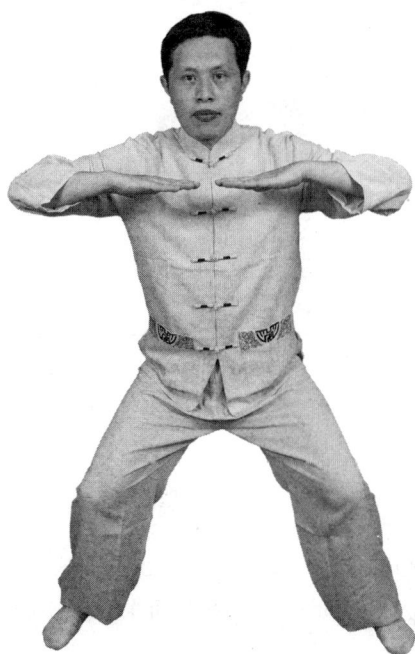

（9）

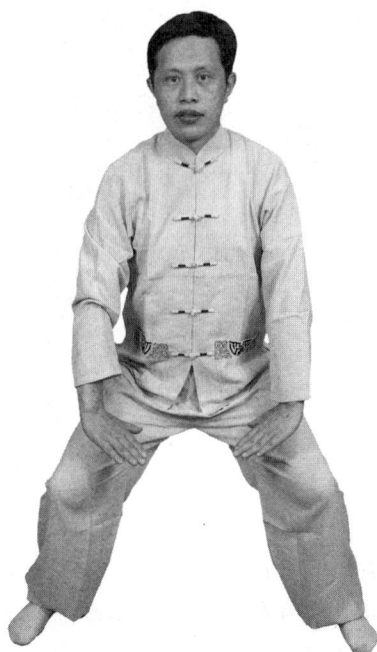

（10）

图 4-15　马步冲拳

二、收功

收功也称练功后结束活动或整理活动。收功是消除疲劳，促进体力恢复的一种方法。在各种运动之后进行整理运动可使人体更好地由紧张的运动状态过渡到安静状态。练功中能量消耗较大需要供应大量氧气，如果练功结束不做整理运动而突然静止下来，身体的静止姿势首先就妨碍了强烈的呼吸动作，影响氧气的补充，同时也会影响静脉血回流，心脏血液的输出量因而减少，血压必然降低，造成暂时脑贫血现象而产生一系列不良感觉。因此，整理运动不是可有可无的事，而是在练功后一定要做。

练功结束要收功，让身心从气功态回复到平常状态，可采用自然收功或强制收功。

自然收功适用于单次练功的时间足够长，练功强度逐渐趋缓直至停止，身体脏腑经络系统逐渐从练功态转变为平常态。在自然收功之前，可以做一些自发性的收功动作，如绕腹转圈（图4-16）、浴面理头（图4-17）等。

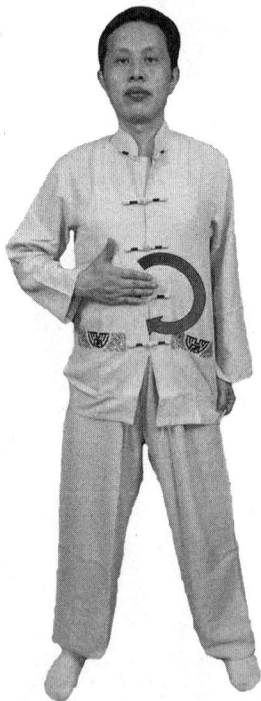

图 4-40　绕腹转圈	图 4-41　浴面理头

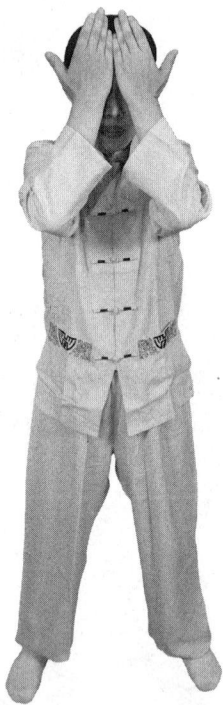

强制收功适用于练功时间短，尚未达到自然收功需要停止练功。要求大脑先发出明确的停止练功的意念，动作逐渐减缓和停止。必须做些人为的收功动作，如绕腹转圈、浴面理头等。

练功后放松可以选择性使用关节运动中的各部分运动。或者内功推拿中的常规操作。

练功后身体出汗时，避免吹风着凉。也不要立刻坐下或躺下休息，建议适当散步。练功后适当饮水，休息30分钟后进食。

第三节 基本裆势

一、站裆势

【训练方法】

1.起式 两脚并拢，头如顶物，两目平视，口微开，舌顶上腭，下颌微向内收，含胸舒背，蓄腹收臀直腰，两手臂自然下垂于身体两侧，五指并拢微屈，中指贴近裤缝，身体正直，心平气静（图4-18）。

2.功式 左脚向左平跨一步，两脚距离略宽于肩部，足尖略收呈内八字，足跟踏实，十趾抓地，两腿用力内夹，运用霸力，劲由上贯下注足。两手叉腰，两拇指按在肾俞穴上，两肘夹紧，前胸微挺，后臀要蓄［图4-19（1）］。两手后伸，挺肘伸腕，肩腋莫松，四指并拢，拇指外展，两上肢与上身夹角大于30°［图4-19（2）］。两目平视，头勿左右盼顾，精神贯注。

3.收式 两手叉腰，下肢放松，随后上肢放松放下，身体复原至起式。

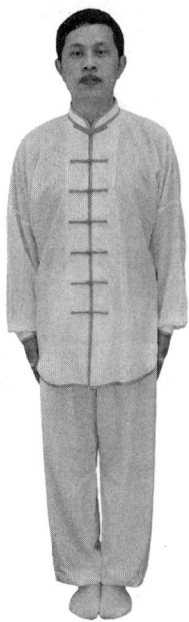

图4-18 站裆势起式

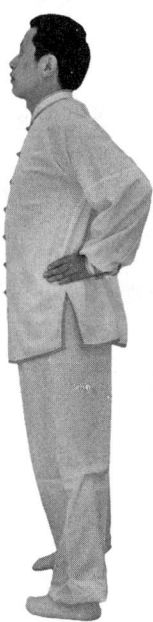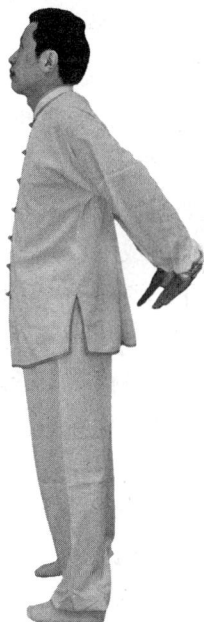

（1）叉腰 　　（2）后撑

图4-19 站裆势功式

【动作要领】

1.三直四平：三直即臂直、腰直、腿直；四平即头平、肩平、掌平、脚平。

2.运用霸力，夹肩、挺肘、伸腕、翻掌、立指。

3.挺胸收腹，舌抵上腭，两目平视，呼吸自然。

【主要作用】

站裆势是少林内功中最基本的下肢桩功。具有扶助正气、行气活血的作用，久练能以意运气，以气生劲，劲循经络达于四肢，增强指、臂、腰、腿部的功力。同时具有调整内脏功能和祛病延寿的作用。

二、马裆势

【训练方法】

1. 起式 同站裆势起式。

2. 功式 左脚向左开一大步，两脚之间距离为本人脚长的 3 倍，足尖略收呈内八字。屈膝屈髋下蹲，膝盖不超过脚尖，大腿与地面的夹角尽量保持45°，上身端正，两手虎口反叉在两膝关节上方。头顶平，两目平视（图 4-20）。而后双手上移叉腰，两拇指按在肾俞穴上，两肘夹紧，收腹敛臀直腰挺胸。两手后伸，挺肘伸腕，肩腋莫松，四指并拢，拇指外展，两上肢与上身夹角大于 30°。裆势稳定，精神饱满（图 4-45）。

3. 收式 两手叉腰，随之两手从后划圆到胸前，屈肘双掌下按，伸膝伸髋，身体恢复至起式。

【动作要领】

1. 屈膝屈髋，马步下蹲，角度大于 45°。

2. 足尖内扣或平行，不得外展。

3. 头顶平，两目平视，挺胸直腰，呼吸自然。

图 4-20 马裆势

【主要作用】

马裆势是少林内功中锻炼下肢的基础功法。能调内脏、固神元，使气血循经络贯于四肢末端。久练能增强腿、足、臂部等的功力，使筋骨强健，脏腑坚固。

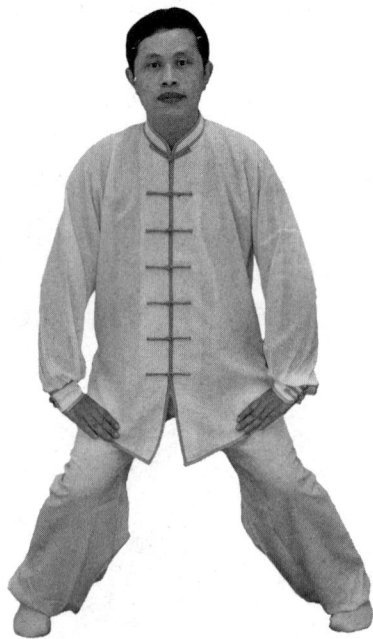

三、弓箭裆势

【训练方法】

1. 起式 同站裆势起式。

2. 功式 左脚向左开一大步，两脚之间距离为本人脚长的 4 倍，身体左转，左脚跟向左外旋转，脚尖内扣。左腿屈膝屈髋前弓，膝盖不超过脚尖，不落后于后脚跟。右脚脚尖向内旋转，右腿膝关节伸直。双手叉腰，两拇指按在肾俞穴上，两肘夹紧，收腹敛臀，上身端正，略前倾。两手后撑，挺肘伸腕，肩腋莫松，四指并拢，拇指外展，两上肢与上身夹角大于 30°。两腿呈前弓后绷势，左小腿垂直地面，大腿尽量保持水平位（图 4-21）。

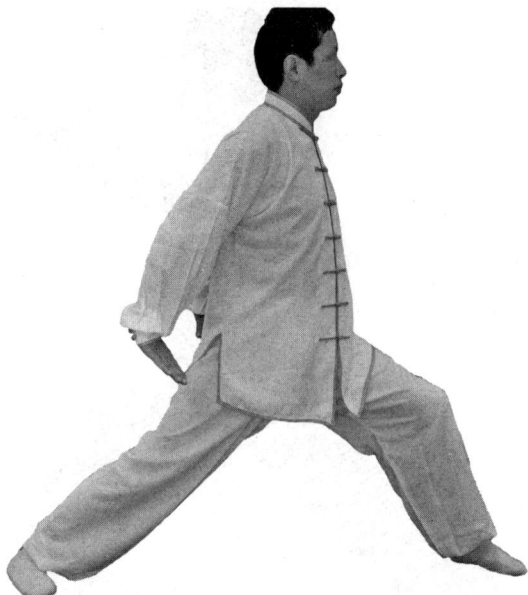

图 4-21 弓箭裆势

3. 收式 两手叉腰，而后两手放松垂下，身体转身起立，复原至起式。
右弓箭裆势同上。

【动作要领】

1. 前弓后箭，重心下沉，臀须微收。

2. 挺胸收腹，上身正直，挺肘伸腕，蓄势待发。

3. 前腿屈膝屈髋 45°以下，小腿垂直地面，膝不过脚尖。

4. 全神贯注，呼吸自然。

【主要作用】

弓箭裆势是少林内功中锻炼下肢的基础功法。能提神顺气、活血通络，使内外坚固。练习弓箭裆势可以提升下肢的稳定性和相互协调性。

四、磨裆势

【训练方法】

1. 起式 同站裆势起式。

2. 功式 右脚向右开一大步，两脚之间距离为本人脚长的 4 倍，身体右转，右脚尖向左内旋转，脚尖内扣。右腿屈膝屈髋前弓，膝盖不超过脚尖，不落后于后脚跟。左脚脚尖向外旋转，左腿膝关节伸直。双手叉腰，两拇指按在肾俞穴上，两肘夹紧，收腹敛臀。上身略向前俯，重心下沉，右手仰掌护腰，左手俯掌屈肘向右上方推出，掌根及臂外侧运劲徐徐向左磨转（图 4-22）。身体随之向左旋转，右弓步演变呈弓步。得全势由右转左后，即左俯掌变仰掌收回护腰，右仰掌变俯掌屈肘向左上方推出（两掌在一收一出之际于胸口处交会）（图 4-22）。

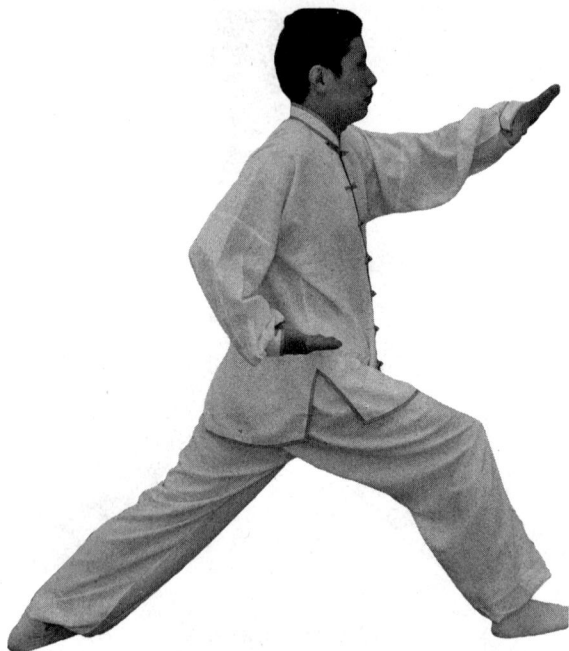

图 4-22　磨裆势

3. 收式　两手叉腰，而后两手放松垂下，身体转身起立，复原至起式。

【动作要领】

1.前弓后箭，重心下沉。

2.仰掌化俯掌，屈肘推出，两掌在胸前交会。

3.上肢蓄力，徐徐磨转，磨转时掌根及臂外侧运力。

【主要作用】

磨裆势能提神顺气、活血通络，使内外坚固。久练能提升下肢的稳定性和相互协调性。

五、亮裆势

【训练方法】

1. 起式　同站裆势起式。

2. 功式　右脚向右开一大步，两脚之间距离为本人脚长的4倍，身体左转，右脚跟向外旋转，脚尖内扣。右腿屈膝屈髋前弓，膝盖不超过脚尖，不落后于后脚跟。左脚脚尖向外旋转，左腿膝关节伸直。双手叉腰，两拇指按在肾俞穴上，两肘夹紧，收腹敛臀。两手由后向上亮掌，指端相对，掌心朝上，目视掌背，上身略向前俯，重心下沉（图4-23）。

换步时向后转，两掌收回由腰部向后，再返上亮掌，左右同之。

3. 收式　两手叉腰，随之两手放松垂下，身体转身起立，复原至起式。

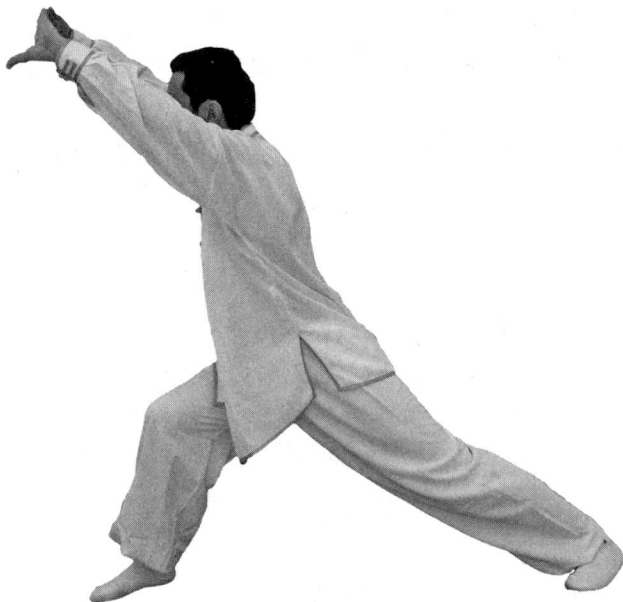

图 4-23 亮裆势

【动作要领】

1. 上举亮掌，须高过头，目注掌背。

2. 上身前倾，并与下肢成一线。

3. 换步后转，转身变换，自然协调。

【主要作用】

亮裆势久练能使气血周流、百脉通畅、劲贯全身，以达到强筋壮骨、内外坚实的目的。

六、并裆势

【训练方法】

1. 起式 同站裆势起式。

2. 功式 两脚跟向外旋转，脚尖相靠拢呈内八字。两脚踏实，十趾抓地，两膝伸直，两腿内收夹紧。两手叉腰，两拇指按在肾俞穴上，两肘夹紧，收腹敛臀，上身端正，略前倾。随后两手后撑，挺肘伸腕，肩腋莫松，四指并拢，拇指外展，两上肢与上身夹角大于30°（图 4-24）。

3. 收式 两手叉腰，下肢放松，随后上肢放松放下，身体复原至起式。

【动作要领】

1. 头如顶物，挺胸收腹，上身正直。

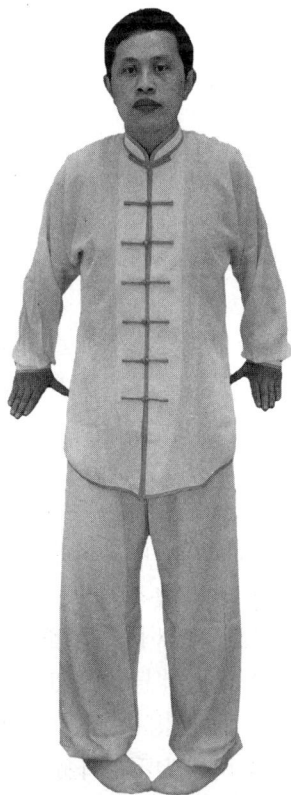

图 4-24 开裆势

2. 两肩向背靠拢，两臂尽量后伸。

3. 下肢用劲内夹，膝关节不可弯曲，足跟尽量外展，两足间夹角不得小于 90°。

【主要作用】

并裆势是少林内功功法中的基础裆势之一，主要作用是增强两下肢的平衡功力。

七、大裆势

【训练方法】

1. 起式　同站裆势起式。

2. 功式　左脚向左开一大步，两脚之间距离为本人脚长的 5 倍。脚趾抓地，脚尖内扣，脚跟外蹬，膝直腿收，两手自然放于身侧。随后两手叉腰，两拇指按在肾俞穴上，两肘夹紧，收腹敛臀，上身端正，略前倾。而后两手后撑，挺肘伸腕，肩腋莫松，四指并拢，拇指外展，两上肢与上身夹角大于 30°（图 4-25）。

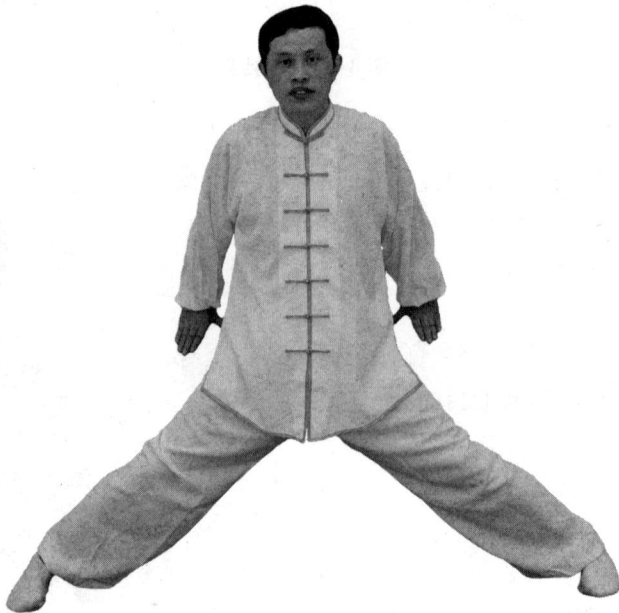

图 4-25　大裆势

3. 收式　两手叉腰，随后两手放松下垂，收脚身体起立，复原至起式。

【动作要领】

1. 三直四平，挺胸直腰，头顶平直，目须前视。

2. 下肢伸直，膝勿屈曲。

3. 两足跟间距不小于本人 5 ~ 6 足的长度。

4. 两足尖不得外撇。

【主要作用】

大裆势是少林内功中的主要裆势之一，可锻炼两下肢在外展动作下的霸力，促进气血充盈。

八、悬裆势

悬裆势要求两脚之间距离为本人脚长的 4 倍，其余练习方法和要领与马裆势相同，故又称为大马裆势。

【训练方法】

1. 起式　同站裆势起式。

2. 功式　左脚向左开一大步，两脚之间距离为本人脚长的 5 倍。脚趾抓地，脚尖内扣，脚跟外蹬。屈髋屈膝下蹲，两手虎口扶膝，两目平视。继之两手叉腰，两拇指按在肾俞穴上，两肘夹紧，收腹敛臀，上身端正，略前倾。而后两手后撑，挺肘伸腕，肩腋莫松，四指并拢，拇指外展，两上肢与上身夹角大于 30°。

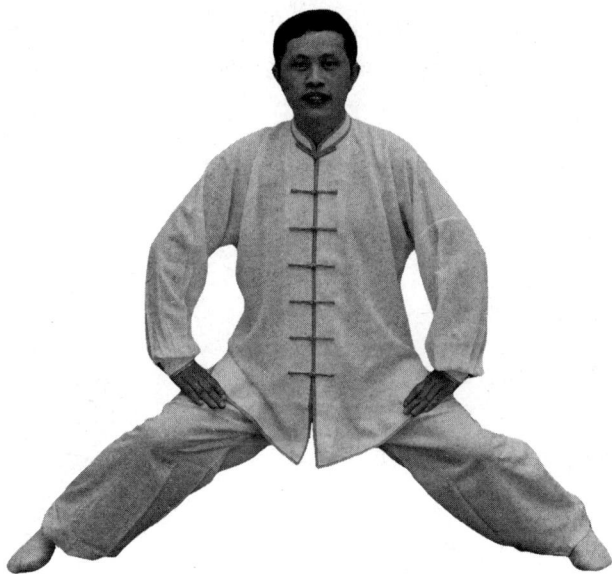

图 4-26　悬裆势

3. 收式　两手叉腰，而后两手放松下垂，收脚身体起立，复原至起式。

【动作要领】

1. 上身挺直，直腰收腹，重心在两腿间。

2. 屈髋屈膝 45°以下，使大腿平行地面。

3. 下蹲时两膝不得超过足尖。

【主要作用】

悬裆势是少林内功中的主要裆势之一，可锻炼两下肢在外展动作下的霸力，促进气血充盈。

九、低裆势

1.起式　同站裆势起式。

2.功式　并步直立，足尖并拢，五趾抓地，足跟外蹬，呈内"八"字。屈膝下蹲，上身下沉，臀部后坐，不可着地，故有蹲裆之称。两手握拳前上举，肘欲微屈，拳心相对，目须平视（图4-27）。

3.收式　两手放松落臂，身体缓慢起立复原至起式。

【动作要领】

1.屈膝下蹲，上身下沉，臀部紧贴足根。

2.握拳上举过头，拳心相对。

3.两足踏实，五趾抓地，足根不可提起。

【主要作用】

低裆势是少林内功中锻炼下肢屈伸功力的姿势，又称蹲裆功，可以促进全身气血运行，增进消化功能。

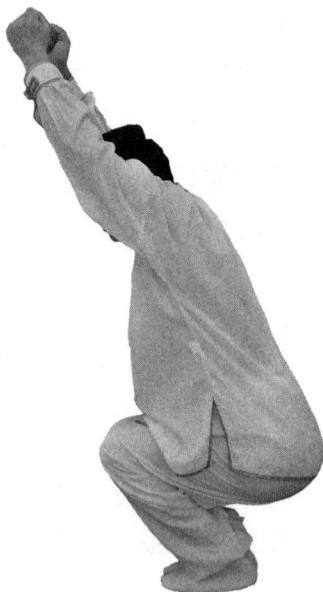

图4-27　低裆势

十、坐裆势

【训练方法】

坐裆势要求两脚交叉，盘膝而坐，脚外侧着地，臀部坐于足跟。其余动作同站裆势（图4-28）。

【动作要领】

1.盘膝而坐，足侧着地，上身微前俯，保持身体平衡。

2.头如顶物，两眼平视，全神贯注。

【主要作用】

坐裆势是少林内功中的坐盘功架，主要锻炼身法内功。

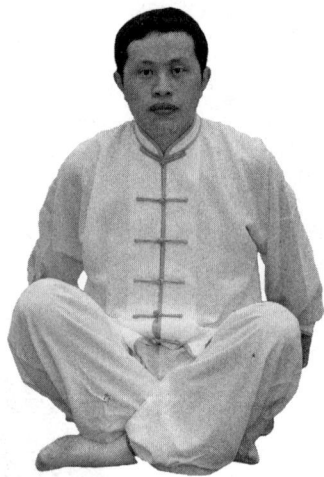

图4-28　坐裆势

第四节　上肢动作

一、前推八匹马

【训练方法】

1.起式　取站裆势或指定裆势，两手屈肘，立掌于两胁，拇指向上，四指向前，虎口分开［图4-29（1）］。

2.功式　出声发力，蓄劲于肩臂指端，拇指伸直，四指并拢，虎口用力撑开；使两臂徐徐运力前推至肘直，两掌心相对，与肩等高，与胸等宽［图4-29（2）］。两目有神，意念集中，呼吸自然。

出声发力，蓄劲于肩臂指端，拇指伸直，四指并拢，虎口用力撑开；两臂徐徐用力，慢慢屈肘，立掌收回于两胁。

3. 收式 两手后撑挺肘伸腕，回复至原裆势。

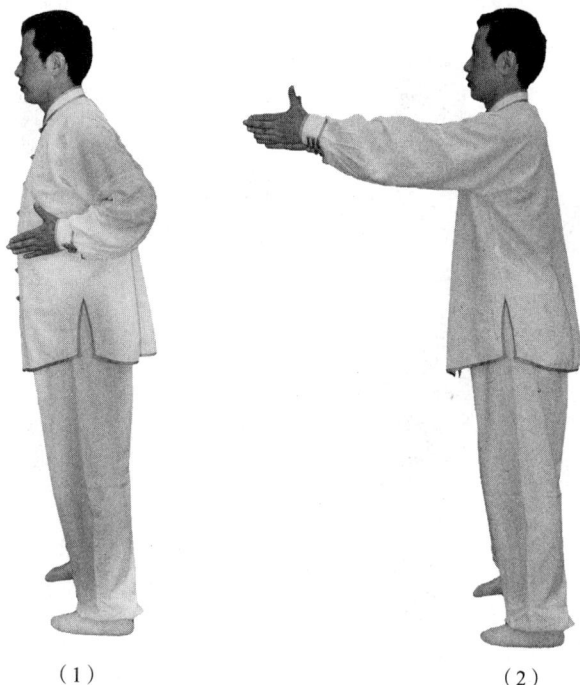

（1）　　　　　　　　　　　（2）

图4-29 前推八匹马

【动作要领】

1. 两目平视，呼吸自然，胸须微挺，头勿顾盼。

2. 蓄劲于腰，运劲于肩臂，贯于掌，达于指，所谓"蓄劲于腰，发力于指"。

3. 两手动作一致，两臂肩平，与肩等宽。

【主要作用】

前推八匹马是少林内功中锻炼手臂、指端功力的功法，能增强两臂蓄劲和指端功夫，久练能宽胸理气、通三焦、疏腠理、活关节、壮骨骼，并能健运脾胃，使百脉流通，以达到精力充沛、正气旺盛的目的。

二、倒拉九头牛

【训练方法】

1. 起式 取站裆势或指定裆势，两手屈肘，立掌于两胁，拇指向上，四指向前，虎口分开。

2. 功式　出声发力，蓄劲于肩臂指端，拇指伸直，四指并拢，虎口用力撑开；两掌缓缓向前推，两臂换向内旋，边旋边推，两肘伸直后，四指向前，拇指向下，手背相对［图4-30（1）］。两目有神，意念集中，呼吸自然。

出声发力，蓄劲于肩臂指端，五指用力屈收握拳，劲注拳心，屈肘收手臂，手臂边收边缓缓外旋［图4-30（2）］。两拳回收到两胁，拳心向上。

3. 收式　缓缓松拳变掌，立掌扶胁。两手后撑挺肘伸腕，回复至原裆势。

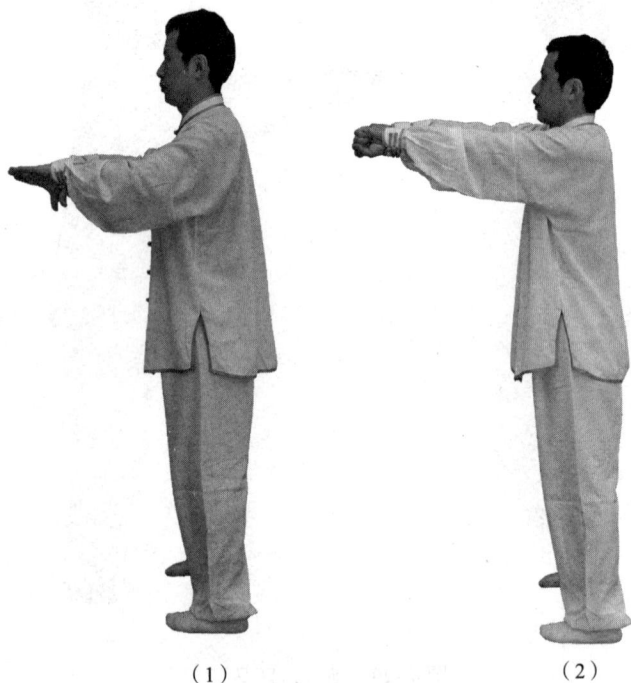

（1）　　　　　　　　　　　　　　（2）

图4-30　倒拉九头牛

【动作要领】

1. 两手动作一致，两臂肩平，与肩等宽。

2. 前推时，肘腕伸直与肩平，勿抬肩。

3. 两臂前推、后拉与前臂内旋、外旋动作要协调。两臂收回后拉时，两拳握紧，不可松劲。

【主要作用】

倒拉九头牛是少林内功中锻炼两臂的悬劲与手掌握力的主要姿势。久练能疏通经络、调和气血，使阴阳相对平衡，达到健肺益肾、内外坚固、扶正祛邪的目的。

三、单掌拉金环

【训练方法】

1. 起式　取站裆势或指定裆势，两手屈肘，立掌于两胁，拇指向上，四指向前，虎口分开。

2. 功式　出声发力，蓄劲于肩臂指端。右手前推，边推拇指边缓缓向下，渐渐内转，待虎口正朝下时，掌心朝外，四指并拢向前，拇指外分，臂蓄劲掌侧着力时，腕伸直，松肩，身体勿随之偏斜。两目平视，意念集中，呼吸自然。五指内收，握拳使劲注拳心，旋腕，拳眼朝上，紧紧内收，立掌于两胁。出声发力，蓄劲于肩臂指端，拇指伸直，四指并拢，虎口用力撑开；两掌缓缓向前推，两臂换向内旋，边旋边推，两肘伸直后，四指向前，拇指向下，手背相对。两目有神，意念集中，呼吸自然（图4-31）。

出声发力，蓄劲于肩臂指端，五指用力屈收握拳，劲注拳心，手臂缓缓外旋，屈肘收手臂，边旋边收，两拳回收到两胁，拳心向上。

3. 收式　缓缓松手变掌，立掌扶胁。两手后撑挺肘伸腕，回复至原裆势。

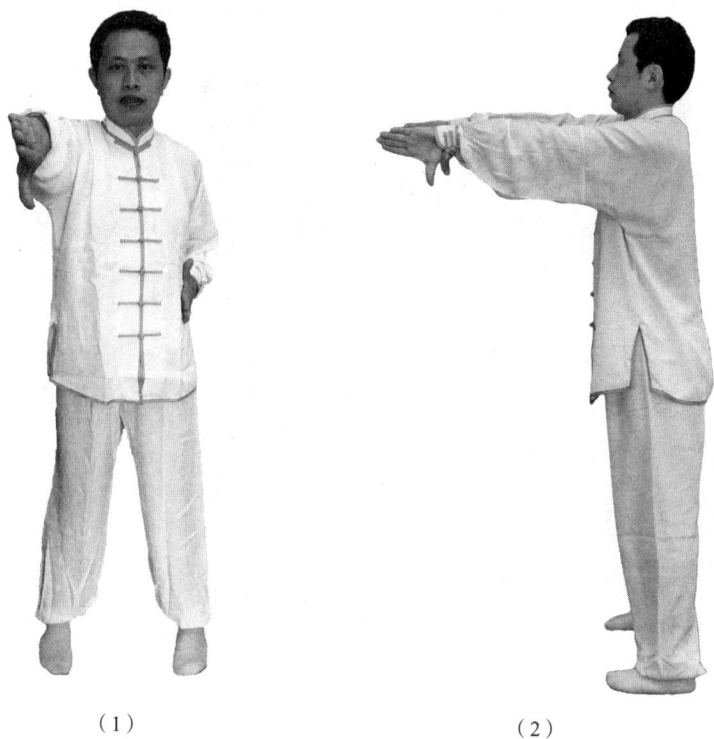

（1）　　　　　　　　　　　　　（2）

图4-31　单掌拉金环

【动作要领】

1. 身体勿偏斜，头勿顾盼，两目平视，呼吸自然。

2. 前推至肘、腕伸直与肩平，勿抬肩。

3. 臂前推后拉与前臂内外旋动作要协调，臂收回后拉时拳握紧，不可松劲。

【主要作用】

单掌拉金环作用与倒拉九头牛相似，久练能疏通经络、调和气血，使阴阳相对平衡，达到健肺益肾、内外坚固、扶正祛邪的目的。

四、凤凰展翅

【训练方法】

1. 起式 取站裆势或指定裆势，两臂屈时上提，两手徐徐上提至胸前呈立掌交叉 ［图 4-32（1）］。

2. 功式 出声发力，蓄劲于肩臂指端，拇指伸直，四指并拢，虎口用力撑开；使两臂徐徐运力，两掌缓缓向两侧用力分开，形同展翅，劲如开弓，至两上肢与身体成一直线，腕关节与肩等高［图 4-32（2）］。两目有神，意念集中，呼吸自然。

出声发力，蓄劲于肩臂指端，拇指伸直，四指并拢，虎口用力撑开；使两臂徐徐运力，两掌缓缓由左右向前、向内合拢，于胸前立掌交叉。

3. 收式 由上胸前之立掌化俯掌下按，两臂后撑，回复原裆势。

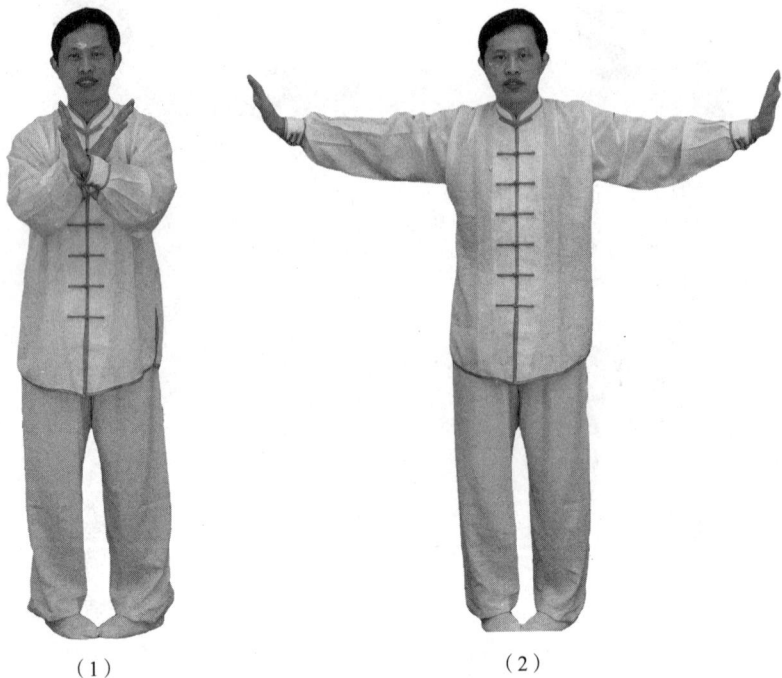

（1）　　　　　　　　　　　（2）

图 4-32　凤凰展翅

【动作要领】

1. 身体勿偏斜，头如顶物，两目平视。

2. 两臂动作一致，优美有力，如凤凰展翅，神态飘逸。

3. 以气发劲，劲由肩循臂贯于腕、达于指，所谓"蓄劲如开弓，发劲如发箭"。

【主要作用】

凤凰展翅是少林内功中锻炼肩、臂、肘、腕、指端的基本姿势。它对腕、指功夫大有助益，久练则能调和内脏、舒展胸廓，增加气劲和悬力，具有宽胸理气、平肝健肺的作用。

五、霸王举鼎

【训练方法】

1. 起式 取站裆势或指定裆势，两手屈肘，仰掌于腰间，拇指向外，四指并拢，虎口分开。

2. 功式 出声发力，蓄劲于指掌，虎口用力撑开。两掌缓缓向上托起，至胸前伸腕、手臂外旋，边旋边上举，推至头顶后，四指相对，掌心向上，肘关节伸直（图4-33）。两目有神，意念集中，呼吸自然。

出声发力，虎口用力撑开。两臂内旋屈腕，屈肘回收，两臂缓缓用力内旋，肘尖下沉，两掌回收，仰掌护腰。

3. 收式 两手后撑，回复原裆势。

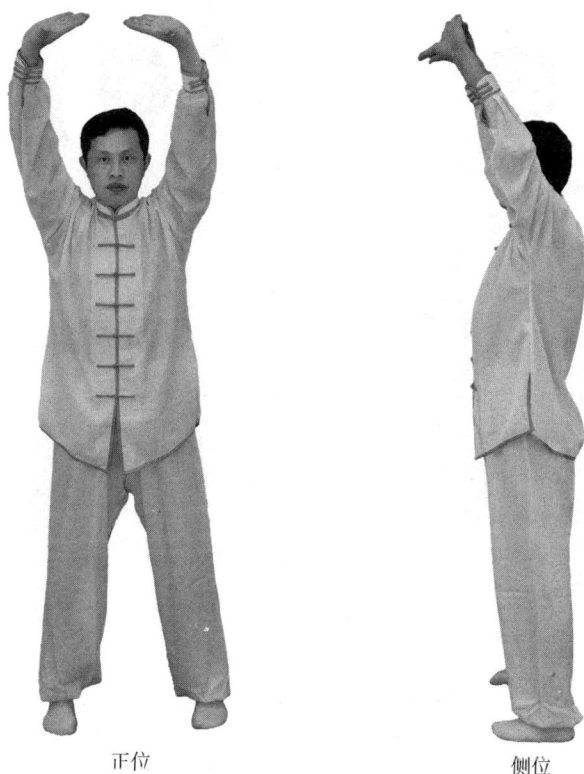

正位　　　　　　　　　　　　　　　侧位

图4-33 霸王举鼎

【动作要领】

1. 上身勿偏斜，两目平视，头勿盼顾，呼吸自然。

2. 仰掌上托，两膝勿松，劲欲含蓄。

3. 上举收回，动作一致有力。

【主要作用】

霸王举鼎是少林内功中锻炼两臂上托、下沉的姿势，通过通调三焦气机以调和脾胃。

六、两手托天

【训练方法】

1. 起式　取站裆势或指定裆势，两手屈肘，立掌于两胁，拇指向上，四指向前，虎口分开。

2. 功式　出声发力，蓄劲于指掌，虎口用力撑开。两掌上托，掌心朝上，缓缓上举，指端着力，肩欲松开，肘欲伸直［图4-34（1）］。两目平视，头如顶物，意念集中，呼吸自然。

出声发力，拇指向外侧运动倾斜，四指并拢，掌根蓄力，屈肘徐徐而下［图4-34（2）］，收回护腰。

3. 收式　两手后撑，回复原裆势。

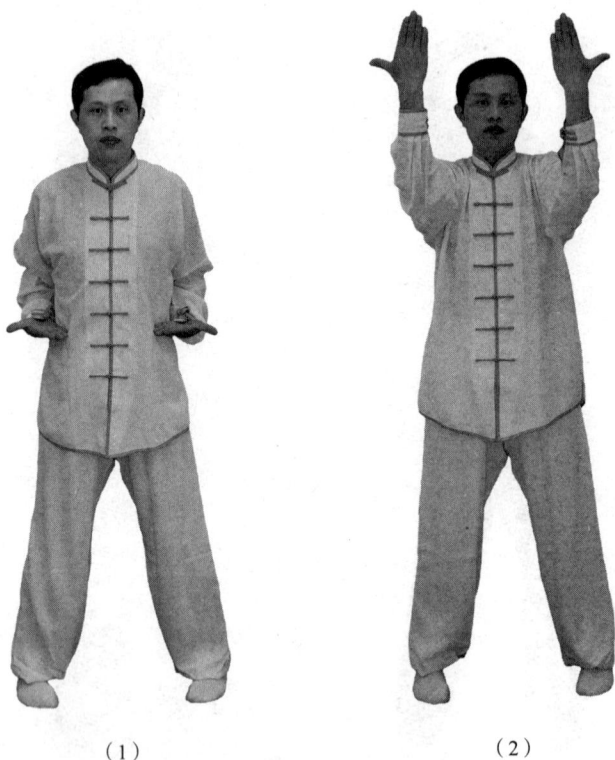

（1）　　　　　　　　　　　（2）

图4-34　两手托天

【动作要领】

1. 上身勿偏斜，两目平视，头勿盼顾。

2. 仰掌上托，四指并拢，拇指用力外展，掌心朝上。

3. 回收时前臂外旋，使手背向前。

【主要作用】

两手托天与霸王举鼎相似，可锻炼两臂上托、下沉的姿势，通过通调三焦气机以调和脾胃。

七、顺水推舟

【训练方法】

1. 起式 取站裆势或指定裆势，两手屈肘，立掌于两胁，拇指向上，四指向前，虎口分开。

2. 功式 出声发力，蓄劲于指掌。两掌运劲徐徐向前推出，边推边背伸腕关节，至腕关节背伸90°后［图4-35（1）］，手臂旋内前推，四指并拢，拇指外分，前推至肘直，指尖相对［图4-35（2）］。两目有神，意念集中，呼吸自然。

出声发力，蓄劲于指掌。虎口用力撑开，前臂外旋屈腕，至腕平后，两臂徐徐运力，屈肘回收，立掌扶于两胁。

3. 收式 两手后撑，回复原裆势。

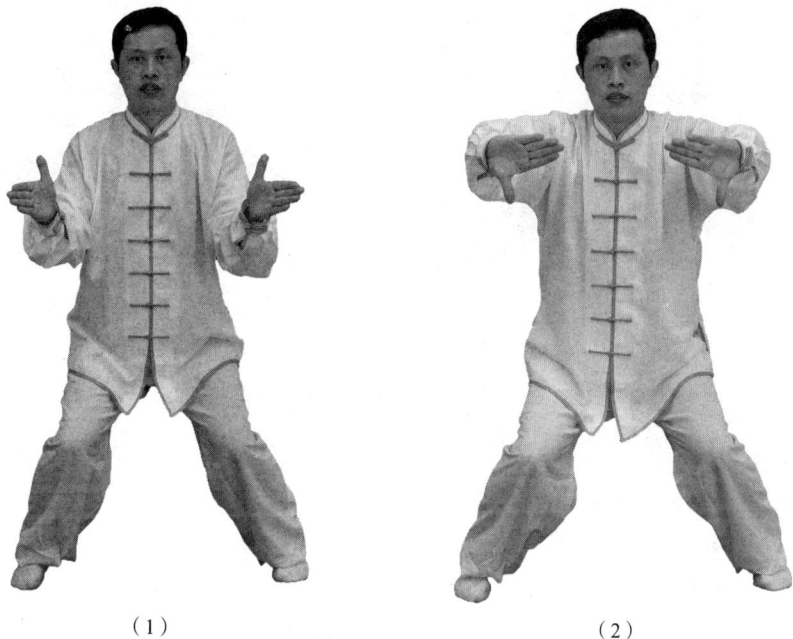

（1）　　　　　　　　　　　　　　　　（2）

图 4-35　顺水推舟

【动作要领】

1.头勿低，身勿斜，呼吸自然，勿屏气。

2.两肩下沉，勿抬肩，肘直与肩平，腕尽量背屈，似推舟。

【主要作用】

顺水推舟是少林内功中锻炼手臂前推旋劲的姿势，具有宽胸理气、健脾和胃的作用。

八、怀中抱月

【训练方法】

1. 起式 取悬裆势或指定裆势，两手屈肘，仰掌于两胁，拇指向外，四指并拢，虎口分开。

2. 功式　出声发力，蓄劲于指掌。两掌上提，化为立掌在胸前交叉，缓缓向左右外分，肘欲直，指端朝左右，掌心朝前与肩平［图 4-36（1）］。出声发力，两指端向下，掌心朝内，慢慢蓄劲，上身略前倾，两手势如抱物［图 4-36（2）］。由下而上徐徐抄起，立掌收回于胸前交叉。两目有神，意念集中，呼吸自然。

3. 收式　由胸前立掌化俯掌下按，两手后撑，回复原裆势。

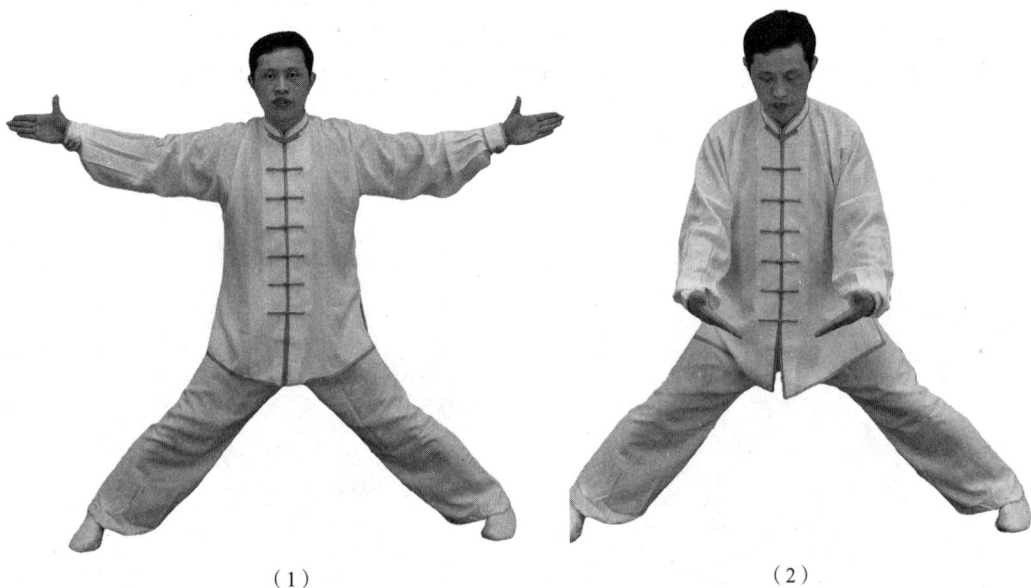

（1）　　　　　　　　　　　　　　　　　（2）

图 4-36　怀中抱月

【动作要领】

1. 两臂徐徐抱拢，势如抱月。

2. 身正直，松肩使气下沉。

【主要作用】

怀中抱月能调和内脏，舒展胸廓，增加气劲和悬力，具有宽胸理气、平肝健肺的作用。

九、仙人指路

【训练方法】

1. 起式　取大裆势或指定裆势，两手屈肘，仰掌于两胁，拇指向外，四指并拢，虎口分开。

2. 功式　出声发力，蓄劲于指掌。右仰掌上提至胸立掌而出，四指并拢，拇指伸直，手心内凹呈瓦楞掌，肘臂运劲，立掌着力徐徐推出至肘直，立掌胸前［图 4-37（1）］。出声发力，蓄劲于指掌。左仰掌上提至胸立掌而出，四指并拢，拇指伸直，手心内凹成瓦楞掌，肘臂运劲，立掌着力徐徐推出至肘直，立掌胸前。左掌上提的同时，右掌握拳，屈肘徐徐收回腰部，变仰掌扶腰［图4-37（2）］。两手一伸一屈，动作协调。两目有神，意念集中，呼吸自然。

3.收式　出声发力，左掌握拳，屈肘徐徐收回腰部，变仰掌扶腰。两手后撑，回复原裆势。

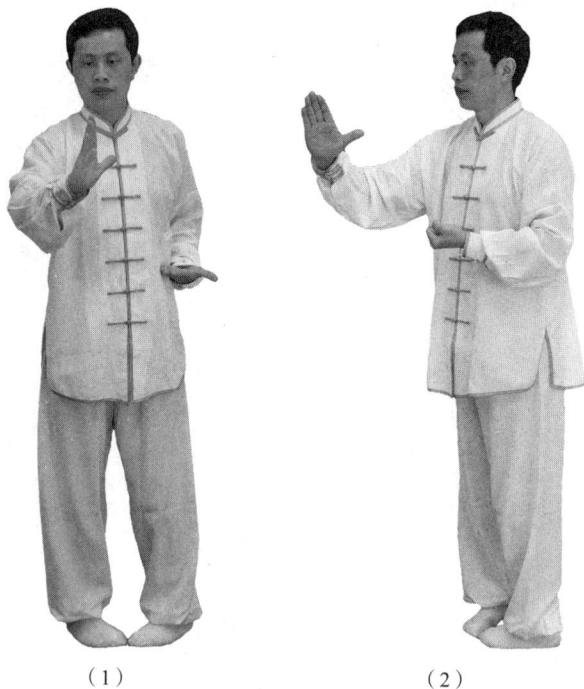

（1）　　　　　　　　　（2）

图4-37　仙人指路

【动作要领】

1.四指并拢，拇指伸直，手心内凹，呈瓦楞状。

2.肘臂运力，向前推出肘欲直，握拳回收时拳须紧。

3.一手收拳，一手推掌，动作协调。

【主要作用】

仙人指路是少林内功中左右臂交替运劲锻炼的姿势，可以增强习练者双手交替操作技能的协调能力，具有平和阴阳、行气活血的作用。

十、平手托塔

【训练方法】

1.起式　取站裆势或指定裆势，两手屈肘，仰掌于两胁，拇指向外，四指并拢，虎口分开［图4-38（1）］。

2.功式　出声发力，蓄劲于指掌。两掌犹如托物，两前臂运力前推，至肘直，两掌与肩等高等宽［图4-38（2）］。两目有神，意念集中，呼吸自然。

出声发力，蓄劲于指掌。两掌犹如托物，前臂运力回收屈肘，至仰掌扶腰。

3. 收式　两手后撑，回复原裆势。

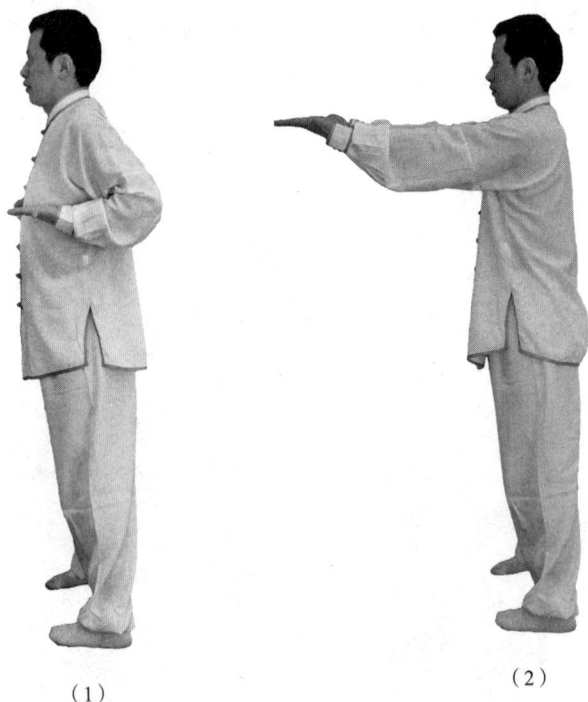

（1）　　　　　　　　　　　　　　（2）

图 4-38　平手托塔

【动作要领】

1. 用劲平推，拇指左右倾斜，犹如托物在手。

2. 手与肩平，两掌距离与肩同宽，两掌直线来回运行。

【主要作用】

平手托塔是少林内功中仰掌前推旋劲锻炼的姿势，具有通畅气机、调和气血的作用。

十一、运掌合瓦

【训练方法】

1. 起式　取大裆势或指定裆势，两手屈肘，仰掌于两胁，拇指向外，四指并拢，虎口分开。

2. 功式　右手由仰掌化俯掌，运劲于臂贯指向前推，肩欲松开，肘欲伸直，指端朝前，掌心向下，蓄劲待发［图 4-39（1）］。右手旋腕变仰掌徐徐收回，待近胸时左仰掌变俯掌在右仰掌上交叉，掌心相合［图 4-39（2）］。右仰掌慢慢收回胁部，同时左掌慢慢向前推出，掌心向下，后同右掌动作收于腰间。

3. 收式　将腰间仰掌化俯掌下按。两手后撑，回复原裆势。

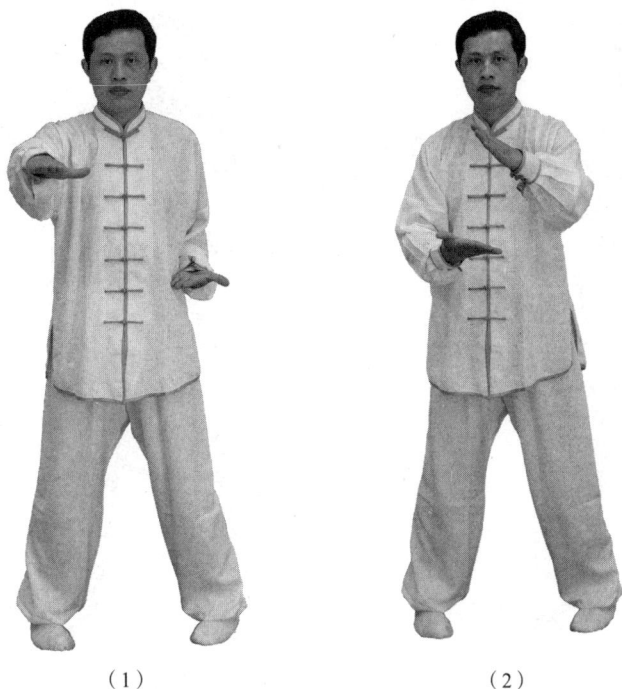

（1）　　　　　　　　　　　（2）

图 4-39　运掌合瓦

【动作要领】

1. 运劲于臂，向前推出，肘欲伸直。

2. 两掌于胸前交合，掌心相合，用劲勿松。

3. 两掌缓慢有力配合协调。

【主要作用】

运掌合瓦与仙人指路相似，可以增强习练者双手交替操作技能的协调能力，具有平和阴阳、行气活血的作用。

十二、风摆荷叶

【训练方法】

1. 起式　取站裆势或指定裆势，两手屈肘，仰掌于两胁，拇指向外，四指并拢，虎口分开。

2. 功式　两掌徐徐前推，至前胸两掌上下相叠，两肘微屈。出声发力，蓄劲于指掌。前臂外旋，分掌向两侧徐徐分开，至身体两侧，两掌与肩等高，成一直线。两目有神，意念集中，呼吸自然（图 4-65）。

出声发力，蓄劲于指掌。两掌由两侧徐徐运劲内合，至前胸两掌上下相叠，两肘微屈。两掌回收至腰部，仰掌扶腰。

3. 收式　两手后撑，回复原裆势。

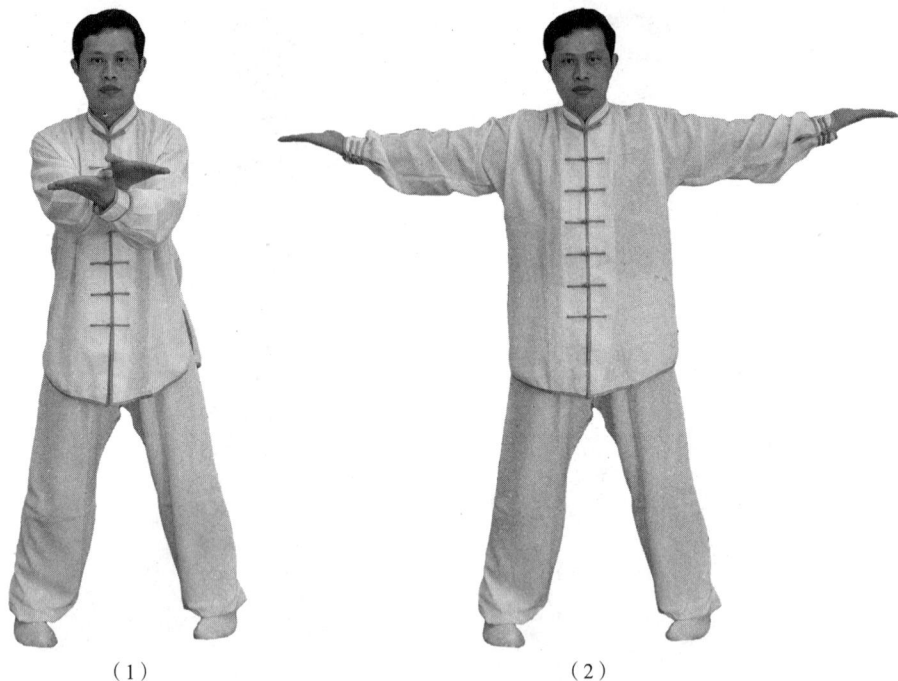

（1）　　　　　　　　　　　　　（2）

图 4-40　风摆荷叶

【动作要领】

1.头身正直，两目平视，呼吸自然。

2.肩、肘、掌平成一直线。

3.仰掌交叉前推，外旋挺肘拉开，肩、肘、腕、掌平齐。

【主要作用】

风摆荷叶是少林内功中锻炼内合和外分内劲的姿势，久练能强筋健骨，使气血顺利，元气充固。

十三、顶天抱地

【训练方法】

1.起式　　取并裆势或指定裆势，两手屈肘，仰掌于两胁，拇指向外，四指并拢，虎口分开。

2.功式　　出声发力，蓄劲于指掌，虎口用力撑开。两掌缓缓向上托起，至胸前伸腕、手臂外旋，边旋边上举，推至头顶后，四指相对，掌心向上，肘关节伸直［图4-41（1）］。两目有神，意念集中，呼吸自然。出声发力，蓄劲于指掌，虎口撑开。两掌用力，两手臂向两侧缓缓外展，至与肩平后，上身同时前俯，两掌逐渐合拢［图4-41（2）］。腰部缓缓直起，两掌用力如同抱重物，屈肘分掌，仰掌扶腰。

3.收式　　两手后撑，回复原裆势。

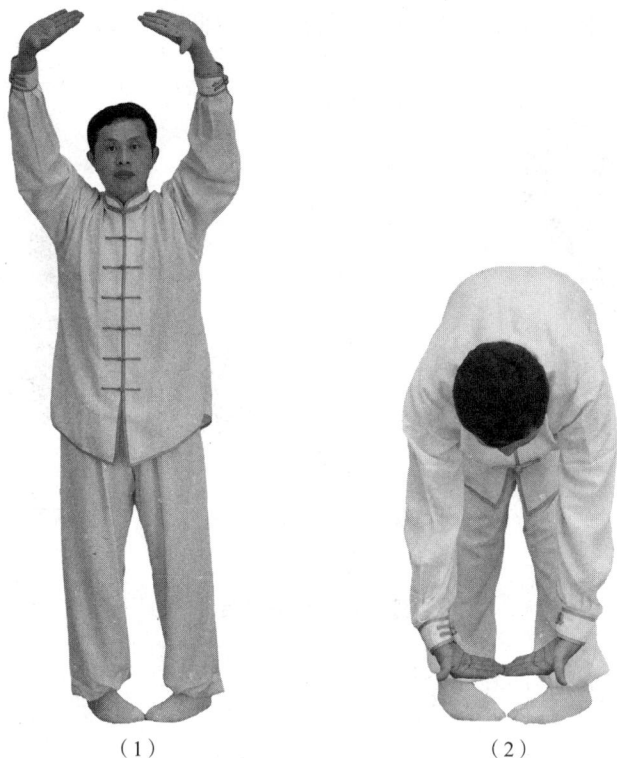

（1）　　　　　　（2）

图 4-41　顶天抱地

【动作要领】

1. 上举四指并拢，拇指外分，蓄劲于指端。

2. 旋腕翻掌，徐徐上举，指端相对。

3. 上身前俯，掌背着地，蓄劲待发。

4. 下肢挺直，不可屈膝。

【主要作用】

顶天抱地是少林内功中上肢托举内劲与腰部前屈内劲配合锻炼的姿势，具有调畅气机、调和任督二脉的作用。

十四、海底捞月

【训练方法】

1. 起式　取悬裆势或指定裆势，两手屈肘，仰掌于两胁，拇指向外，四指并拢，虎口分开。

2. 功式　出声发力，蓄劲于指掌，虎口用力撑开。两掌缓缓向上托起，至胸前伸腕、手臂外旋，边旋边上举，推至头顶后，四指相对，掌心斜向上，肘关节伸直［图4-42（1）］。两目有神，意念集中，呼吸自然。出声发力，蓄劲于指掌，虎口撑开。两手臂徐徐运劲向两侧外展，腰部前俯，屈髋伸膝。前臂内旋，于掌尺侧发力，至两掌相叠［图4-42（2）］。伸腰屈膝，两掌慢慢抄起，分掌仰掌于腰。

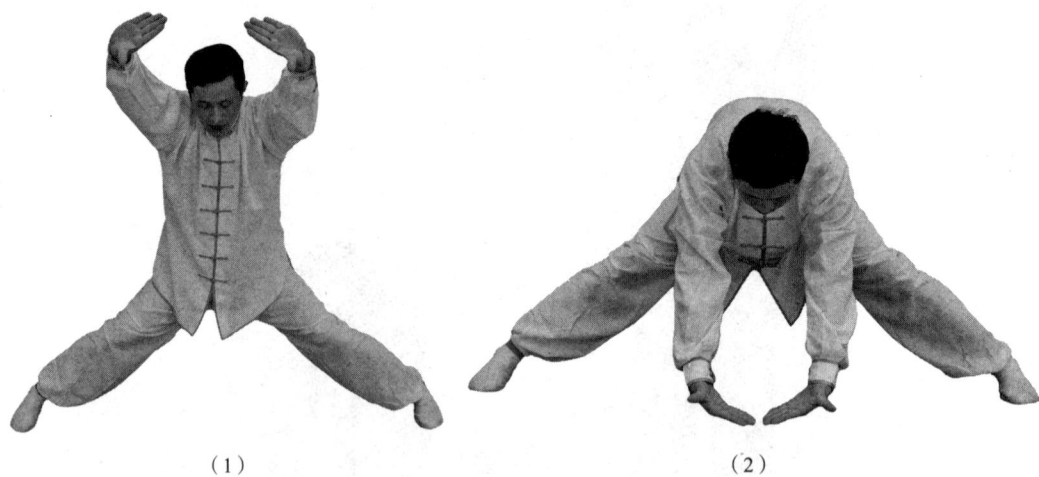

（1）　　　　　　　　　　（2）

图4-42　海底捞月

3. 收式　两手后撑，回复原裆势。

【动作要领】

1. 腰向前俯，腿不可屈，脚用霸力。

2. 蓄劲待发，两臂运劲，指端着力，慢慢抄起。

3. 上举与弯腰配合要协调。

【主要作用】

海底捞月是少林内功中锻炼两臂蓄力的姿势，具有调畅三焦、调和任督二脉的作用。

十五、饿虎扑食

【训练方法】

1. 起式　取弓箭裆势，两手屈肘，仰掌于两胁，拇指向外，四指并拢，虎口分开。

2. 功式　出声发力，蓄劲于指掌。指掌前推，边前推边前臂内旋，腰随势前俯，前腿待势似冲，后腿使劲勿放松，至肘直腰平［图4-43（1）］。两目有神，意念集中，呼吸自然。

出声发力，蓄劲于指掌。握拳屈肘内收，腰随势上抬，拳到腰间［图4-43（2）］，拳变立掌扶腰。

3. 收式　两手后撑，回复原裆势。

【动作要领】

1. 直掌旋推，腰向前俯，劲注拳心，两拳紧握，屈肘紧收。

2. 前推内旋与上身前倾配合协调，屈肘收拳和直腰动作配合协调。

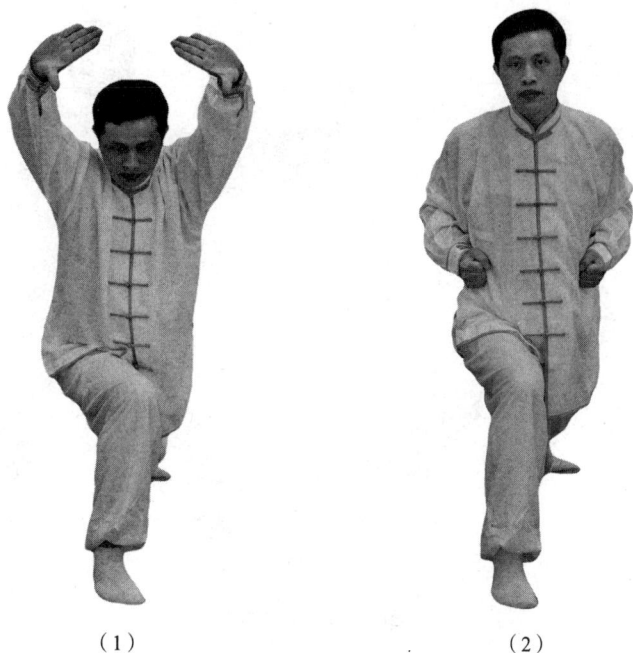

（1）　　　　　　　　（2）

图 4-43　饿虎扑食

【主要作用】

饿虎扑食是少林内功中在弓箭裆势上，两臂旋转运劲配合腰部运动锻炼的姿势，可增强腰腿内功，提高手法内劲。

十六、力劈华山

【训练方法】

1. 起式　取马裆势或指定裆势，两手屈肘，在胸前呈立掌交叉，左在右上或右在左上待势［图 4-44（1）］。

2. 功式　出声发力，蓄劲于指掌。两立掌缓缓向左右分推，两肩松开，肘部微屈，四指并拢，拇指后翘，掌心向前，力求呈水平线［图 4-44（2）］。两手同时用力，上下劈动，头勿转侧俯仰摇动，两目有神，意念集中，呼吸自然。最后一次劈动后呈仰掌收回腰间。

3. 收式　仰掌变俯掌下按。两手后撑，回复原裆势。

【动作要领】

1. 上身正直，头勿摇动，两目平视，呼吸自然。

2. 两臂蓄劲，四指并拢伸直，用力下劈。

【主要作用】

锻炼肩、臂、肘、腕、指端的重要姿势。对上肢锻炼大有助益，久练则能调和内脏，舒展胸廓，增加气劲和悬力，具有宽胸理气、平肝健肺的作用。

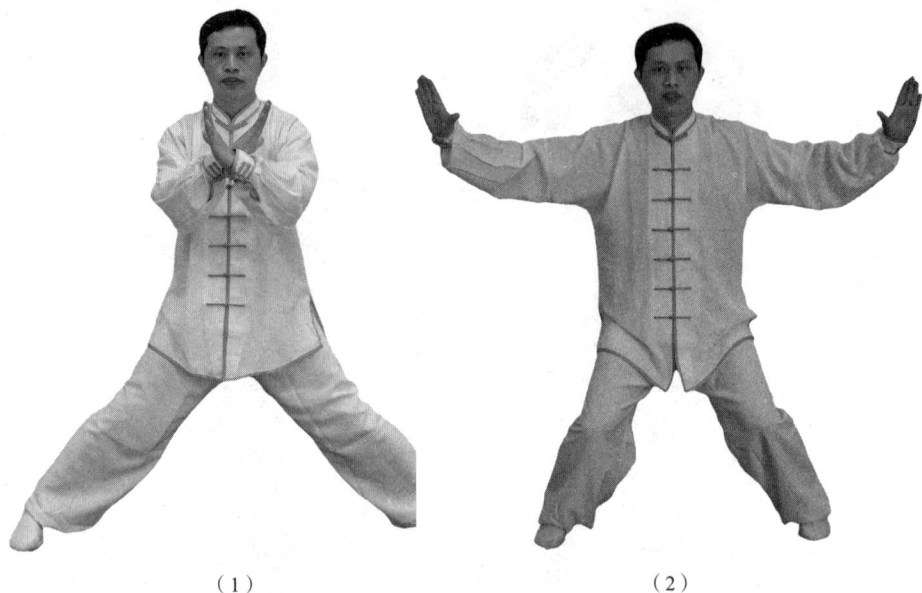

（1）　　　　　　　　　　　（2）

图 4-44　力劈华山

十七、乌龙钻洞

【训练方法】

1. 起式　取大裆势或指定裆势，两手屈肘，立掌于两胁，拇指向上，四指向前，虎口分开〔图 4-45（1）〕。

2. 功式　出声发力，蓄劲于指掌。两立掌掌心相对，缓缓前推，边推边掌心向下逐渐变成俯掌，指端朝前，上身随势前俯，下部两足尖内扣，用霸力而蓄〔图 4-45（2）〕。

出声发力，蓄劲于指掌。推足后旋腕，至指端向外，然后蓄力而收，边收边掌心慢慢朝上，俯掌变仰掌护腰。

3. 收式　仰掌变俯掌下按，两手后撑，回复原裆势。

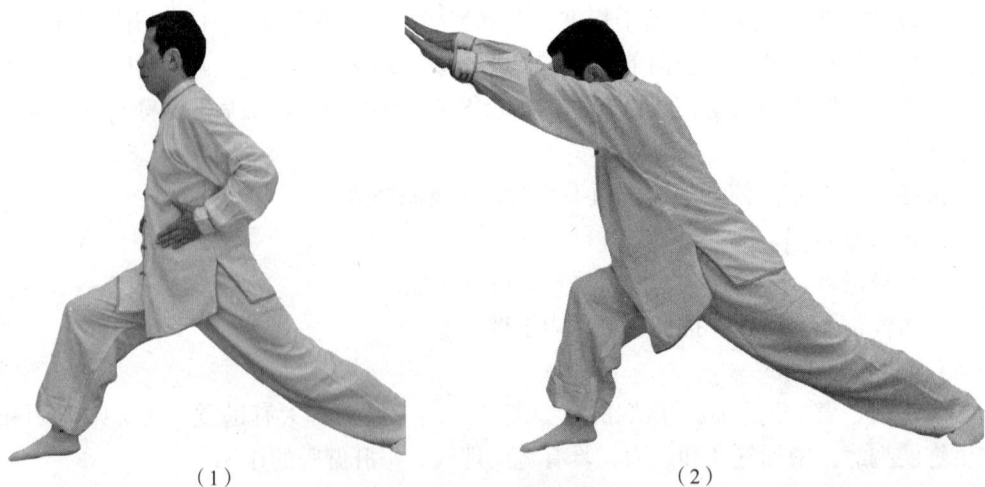

（1）　　　　　　　　　　　（2）

图 4-45　乌龙钻洞

【动作要领】

1.直掌并行，掌心相对，徐徐前推。

2.上身随势前俯，推尽后蓄力而收。

3.两足尖内扣，五趾抓地，霸力而蓄。

4.上肢运劲与腰部运动要协调。

【主要作用】

乌龙钻洞与饿虎扑食相似，可增强腰腿内功，提高手法内劲。

十八、单凤朝阳

【训练方法】

1.起式 取马裆势或指定裆势，两手屈肘，仰掌于两胁，拇指向外，四指并拢，虎口分开。

2.功式 出声发力，右仰掌旋腕变俯掌，屈肘向胸前左上方运力外展，缓缓运向右下方，屈肘运劲上抄做半圆形（图4-46）。随之收回护腰。两目有神，意念集中，呼吸自然。左手动作仅方向相反，余同。

3.收式 仰掌变俯掌下按，两手后撑，回复原裆势。

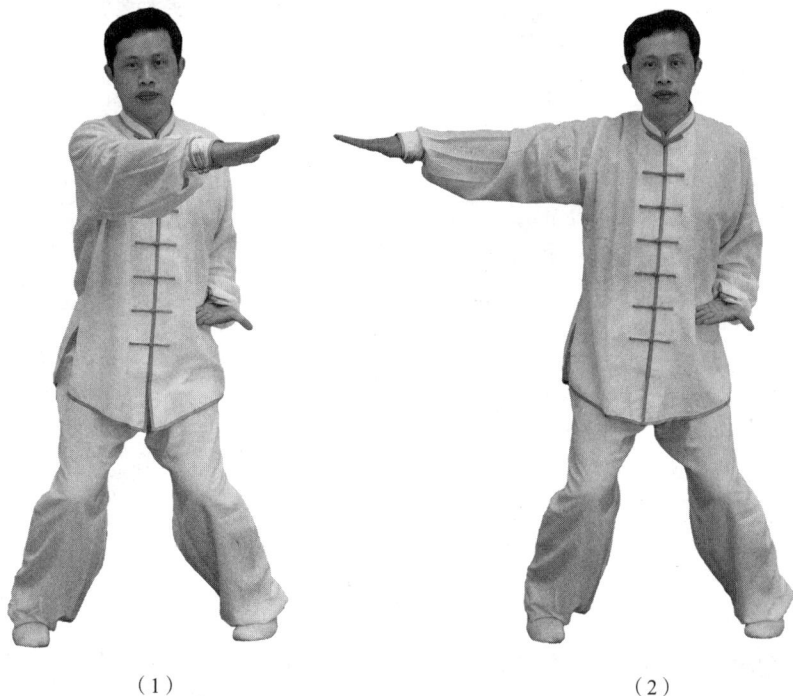

（1） （2）

图4-46 丹凤朝阳

【动作要领】

1.旋腕化掌，蓄力外展，缓缓下运，形似半圆。

2. 外展有力缓慢，运劲勿松。

【主要作用】

丹凤朝阳能锻炼上肢的外展、上抄功力，久练能强筋健骨，使气血顺利，元气充固。

十九、三起三落

【训练方法】

1. 起式　取低裆势，两手屈肘，立掌于两胁，拇指向上，四指向前，虎口分开，屈髋屈膝，大腿与地面平行。

2. 功式　出声发力，蓄劲于指掌，拇指上翘，四指并拢，虎口用力撑开。两臂徐徐运力前推至肘直，两掌心相对，与肩等高，与胸等宽。同时屈髋屈膝下蹲，臀部下落〔图 4-47（1）〕。两目有神，意念集中，呼吸自然，上肢动作和下肢屈蹲协调。

出声发力，蓄劲于指掌，拇指上翘，四指并拢，虎口用力撑开。随之两臂徐徐运力回收，立掌扶于两胁。同时臀部上抬，屈髋屈膝，大腿与地面平行〔图 4-47（2）〕。

上述动作重复 3 次，回到起式，此为三落。

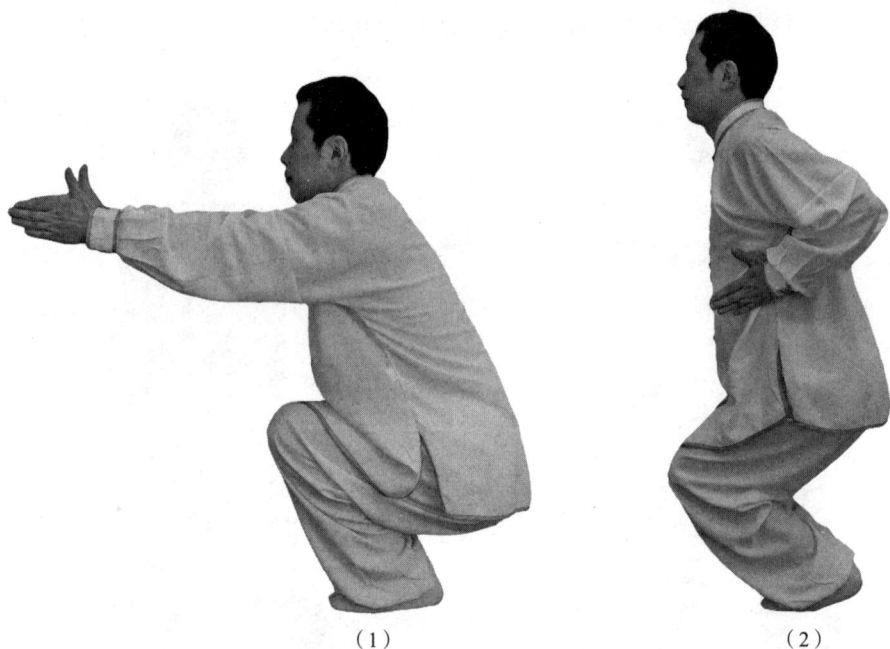

（1）　　　　　　　　　　　　　　　　（2）

图 4-47　三起三落

然后，在起式的基础上出声发力，蓄劲于指掌，拇指上翘，四指并拢，虎口用力撑开。两臂徐徐运力前推至肘直，两掌心相对，与肩等高，与胸等宽，同时伸膝伸髋。两目有神，意念集中，呼吸自然，上肢动作和下肢伸屈协调。

出声发力，蓄劲于指掌，拇指上翘，四指并拢，虎口用力撑开。两臂徐徐运力回收，立掌扶于两胁。同时臀部上抬，屈髋屈膝，大腿与地面平行。

上述动作重复 3 次，此为三起。完成后捶膝直立。

3. 收式 两手后撑，回复原裆势。

【动作要领】

1. 上身正直，头勿摇动。

2. 指臂蓄力，前推下蹲，用劲后收，随之而起。

3. 上肢运劲与下肢伸屈运动须配合协调。

【主要作用】

三起三落是少林内功中以两臂向前、后运劲，同时配合下肢下蹲与站立锻炼的姿势，具有健脾和胃、强心畅肺的作用。

第五节 双人锻炼

一、推把上桥

【训练方法】

1. 甲乙双方同时右足向前一步各呈右弓左箭步，各自两手屈肘呈直掌护腰。

2. 甲方取主动，两手掌心相对，四指并拢，拇指用力上翘，两臂运劲；乙方两手亦主动去接按甲方两手，以两拇指在甲方虎口向内扣，食指按于腕之桡侧，余指由尺侧下内屈，虎口相咬，蓄劲待发（图 4-48）。

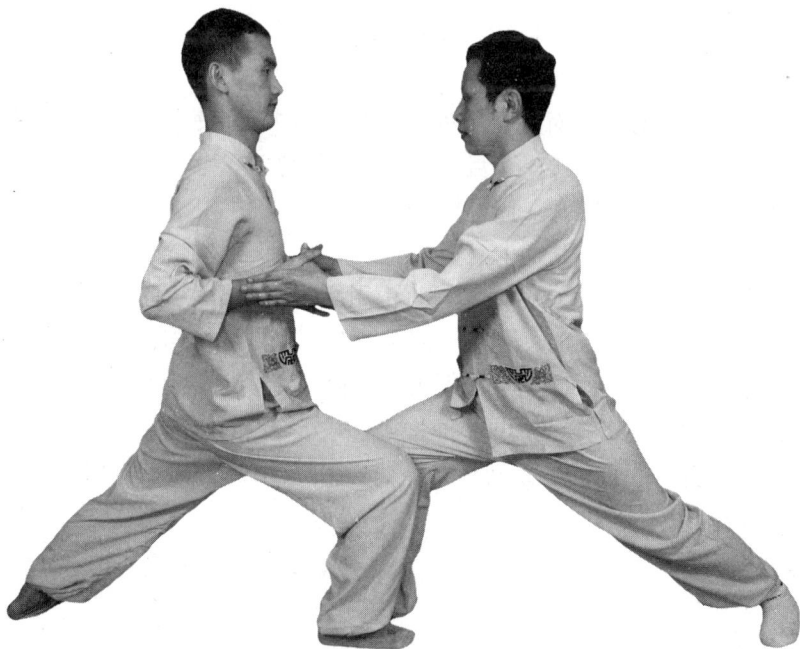

图 4-48 推把上桥

3. 甲方（可"嗨"一声）两臂运劲，用足力气前推，乙方亦蓄劲用力前推，各不相让甲乙双方争推时间量力而行，甲乙双方的上身略前俯，下部姿势均需踏实。由乙方逐渐蓄劲让势，甲方占优势，两臂运劲前推。

4. 甲方推足时，主动（可"嗨"一声）由前推变为用力后拉，乙方即用拇指、食指与其他三指用力紧握，由前推变为后拉，不让甲方收回，双方争拉时间酌情而定。再由乙方逐渐蓄劲让势，使甲方占优势收回。

5. 等甲方两手屈肘收回，乙方即主动（可"嗨"一声）五指用力内扣收回，甲方即用力向后争拉，双方争拉时间酌情而定；甲方逐渐蓄劲让势，由乙方占优势后拉。

【动作要领】

1. 双方上身略前俯，下肢姿势均须平稳踏实。

2. 相持争推时，应量力而行，切忌在推拉中突然使力。

3. 双方运劲前推后拉用力变换须自然。

4. 二人酌情量力推拉。

【主要作用】

本功法在练习中，上、下肢动作同时变化，上肢以推为主，使肱三头肌等臂伸肌群得到全面的锻炼，为练习擦法、推法、运动关节类等推拿手法打下基础；是双人对练，可以激发练习者的兴趣。

二、双龙搅水

【训练方法】

1. 甲乙双方右脚同时向前方跨出一步成右弓步，两足相距约20cm，右肩与右肩相对。双方下部的姿势呈菱形。

2. 甲乙双方右手握拳，拳面向下，两臂相拢，脉门（间使穴）相对，臂欲伸直，不可弯曲。甲乙双方右手各自撑腰，双目均向前看，待势。

3. 甲方采取主动，以右手腕向上搅起（可"嗨"一声），乙方握紧拳用力向下按，按重心力点在于两腕，各不相让，上身姿势要求不变，下部保持原状（图4-48）。

4. 乙方逐渐让势，手臂仍欲蓄力相搅，由甲方先胜（切忌突然相让）。甲方占优势向上，动成车轮形。待第二圈时，在乙方向上搅时，双方两拳均已上举，甲方的脉门转为腕背交叉与乙方手腕相搅并向下压，再次成为脉门相对的姿势。

5. 乙方采取主动（可"嗨"一声）向上搅，甲方动作同步骤三乙方的动作。

6. 甲方逐渐让势，手臂仍欲蓄劲相搅（切忌突然相让），由乙方获胜，乙方动作同步骤四甲方的动作。

【动作要领】

1. 双方用力相搅时，力点在两腕。

2. 双方上身正直勿偏斜，下肢姿势均须平稳踏实。

3. 双方须逐渐协调用力。

4. 双方两目前视，呼吸自然。

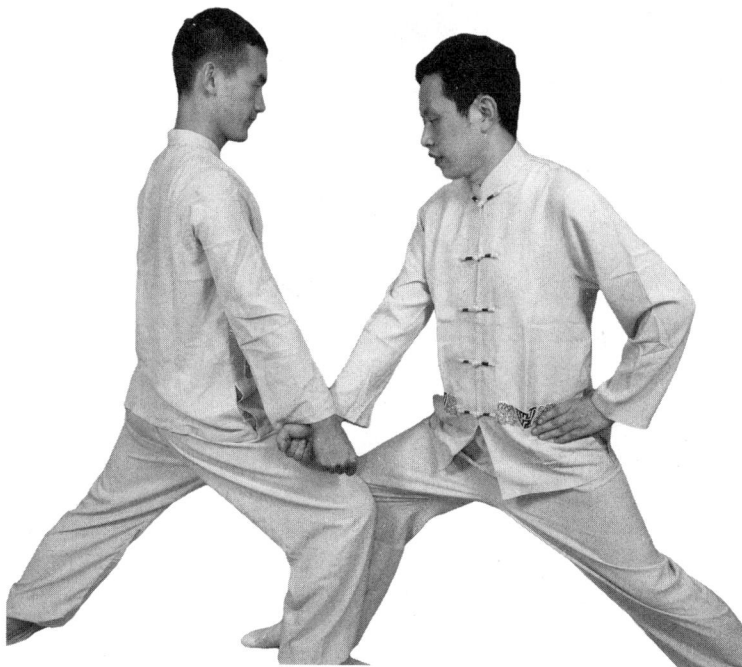

图 4-48 双龙搅水

【主要作用】

本功法是少林内功中环转运劲的双人锻炼之法，可以增强肩部摇法等手法的内劲。

三、双虎夺食

【训练方法】

1. 甲乙双方左足同时向前半步，右腿后伸呈左弓右箭步。左脚交叉，脚凹相对，相距约 10cm。

2. 甲方右手（掌心向下）与乙方右手（掌心向上）相合，双方四指内扣相握，拇指均向内屈收，各自左手虎口朝上叉腰。

3. 甲方取主动向内拉（即向后拉，可"嗨"一声）动，前腿勿跪，后腿劲欲蹬足。乙方以全力相争（向后拉），互相争拉用力不可松，下部姿势扎实不可移，重心踏平，用力均匀，争夺时间量力而行。

4. 乙方逐渐让势，四指仍向内扣紧，由甲方取胜。甲方占优势身向后迎。下部姿势由弓步变为伏虎势（左腿由屈变直，右腿由直变屈），力在后腿，乙方上身略前俯，下部姿势含蓄不移（图 4-49）。

5. 乙方采取主动（可"嗨"一声），前腿运力，上身蓄劲，四指用力内扣向后争拉，甲方即用力向后争夺，时间酌情而定。

6. 甲方逐渐让势，四指仍欲运劲内扣，上身略前倾，下部由伏虎势变为弓步，乙方上身略后仰，下部由弓步变为伏虎势。

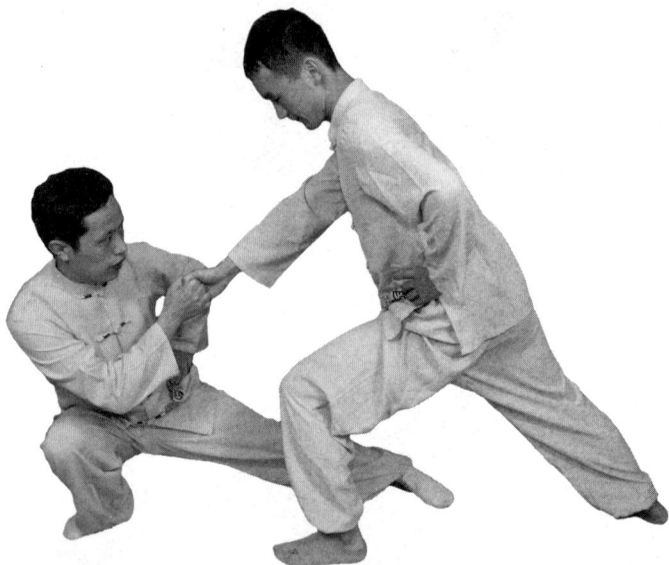

图 4-49　双虎夺食

【动作要领】

1. 争拉时劲勿松，下肢姿势勿移，重心平稳。用力均匀，争夺时间量力而行。

2. 弓步、伏虎势变换须平稳有力，双方用力须逐渐增减，以免动作猛烈突然。

3. 双方两目前视，呼吸自然。

【主要作用】

双虎夺食是少林内功功法中对拉运劲双人锻炼之势。在练习中，甲乙双方上、下肢动作同时变化，而上肢以拉为主，使肱二头肌等前臂屈肌群得到全面的锻炼，为练习擦法、推法、运动关节类法等推拿手法打下基础。

四、箭腿压法

【训练方法】

1. 甲乙双方同时左脚向前一步并半蹲，后腿伸直呈左弓右箭步，左腿交叉，脚凹相对并相靠。

2. 甲乙双方各自两手撑腰，待势。

3. 甲方采取主动，先以左腿外侧向下压，乙方亦以左腿外侧蓄力相抵（勿使双方胫骨相碰）（图 4-50）。

4. 乙方逐渐让势，由甲方先压，使左腿由屈变直，右腿由直变屈，成伏虎势。甲方左腿前冲侧逐渐压下，身略前俯，右腿要蓄力。

5. 乙方采取主动，运用全力在左腿外侧，向上相抵，甲方亦以全力控制上压之力。

6. 由甲方逐渐蓄力让势，将左弓裆变为伏虎势，乙方占优势由伏虎势转为左弓裆，向下慢压。

7. 甲方再次采取主动，仍运全力于左腿外侧，着力下压。乙方动作同步骤三。

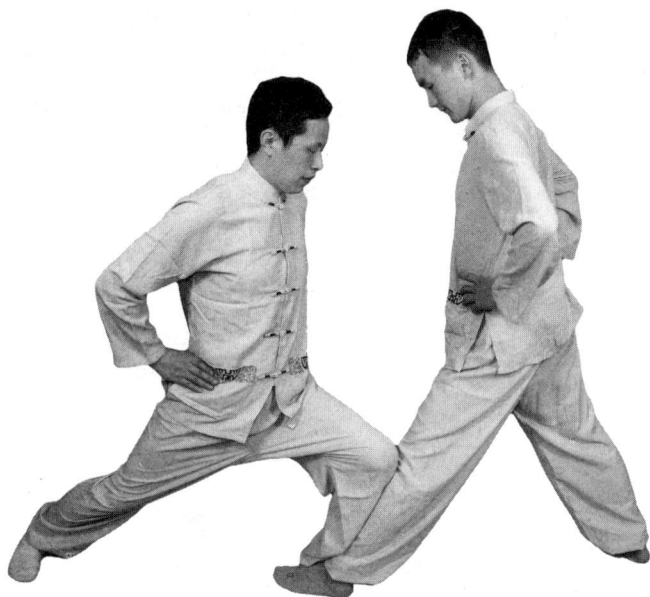

图 4-50　箭腿压法

【动作要领】

1. 双方两腿蓄力压抵时，使髌骨前内侧相碰。

2. 双方用力须逐渐增减，以免动作猛然突兀。

3. 双方两目前视，呼吸自然。

【主要作用】

箭腿压法是少林内功中膝关节对压的双人锻炼之法，可增强胸椎扳法等手法的内劲，提高膝关节参与手法运用的综合技能。

五、八走势

【训练方法】

1. 预备式：甲、乙两人面对面站立，两人站立姿势同站裆势预备式。两人身体之间距离约等于一人上肢长度［图 4-51（1）］。

2. 甲、乙两人同时右脚向上跨一步，随势出声发力，双方右手前臂内侧（间使穴）相击［图 4-51（2）］；再出声发力，双方上肢顺时针方向旋转，在头前上方互击右前臂外侧（支沟穴）；击后回复预备式［图 4-51（3）］。

3. 甲、乙两人同时左脚向上跨一步，随势出声发力，双方左手前臂内侧（间使穴）相击；再出声发力，双方上肢逆时针方向旋转，在头前上方互击左前臂外侧（支沟穴）；击后回复预备式。

4. 甲、乙两人同时左弓箭步上势，两手臂握拳后伸，挺胸，出声发力轻撞左侧前上胸，击后回复预备式［图 4-51（4）］。

5.甲、乙两人同时左弓箭步上势，两手臂握拳后伸，挺胸，出声发力轻撞左侧前上胸，击后回复预备式。

6.甲、乙两人同时右弓箭步上势，双方握拳舒展胁肋，出声发力相互轻撞右侧胁肋，击后回复预备［图4-51（5）］。

7.甲、乙两人同时左弓箭步上势，双方握拳舒展胁肋，出声发力相互轻撞左侧胁肋，击后回复预备式。

8.甲、乙两人同时马步上势，双方握拳舒展腰背，出声发力相互轻撞右侧臀部，击后回复预备式。

9.甲、乙两人同时马步上势，双方握拳舒展腰背，出声发力相互轻撞左侧臀部，击后回复预备式［图4-51（6）］。

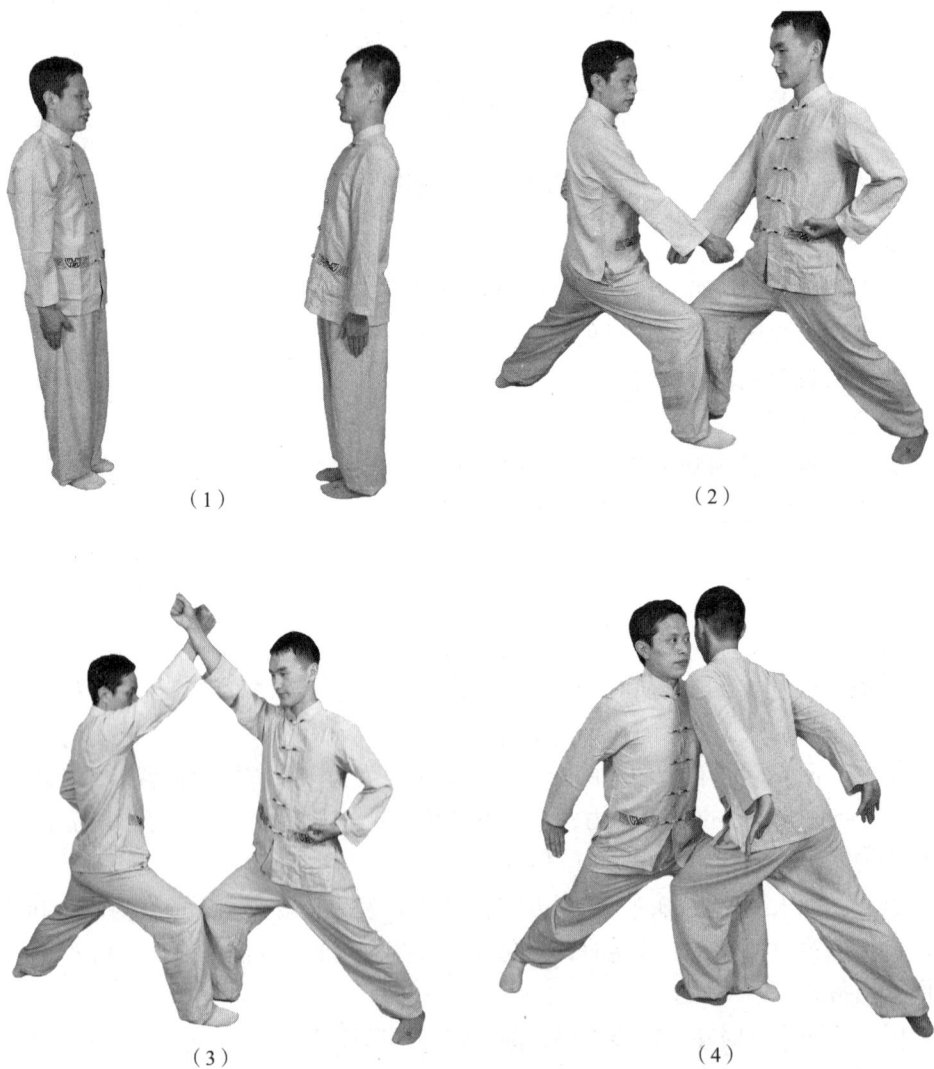

（1）

（2）

（3）

（4）

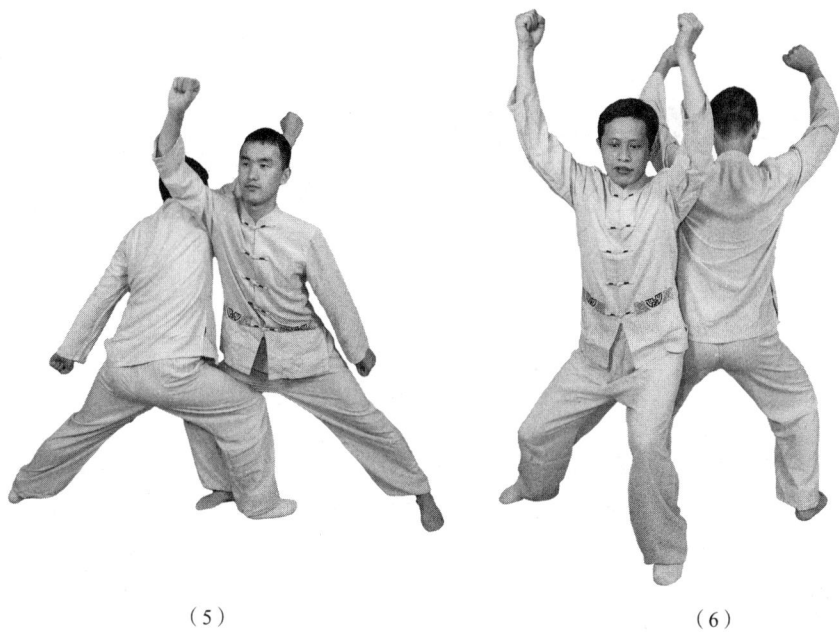

（5）　　　　　　　　　　　　　　（6）

图 4-51　八走势

【动作要领】

1. 双方相互撞击之力须有控制，切勿猛力撞击。

2. 双方裆势变换须自然协调。

【主要作用】

八走势是少林内功中双人对击锻炼之法，可以促进周身气血流通、经脉舒畅，进一步体会叩击类手法的击打效果。

第五章　临床应用 ▷▷▷▷

第一节　临床指导思想

内功推拿流派防治手段以手法治疗和功法训练为主，尤其注重手法治疗的辨证论治和功法治疗的针对性，一般要求功法锻炼和手法治疗有机结合。临床治疗需根据具体情况，选择棒击、膏摩、热敷和熏蒸等方法和技术，操作时因时、因地、因人制宜，灵活掌握治疗方法和刺激强度。

推拿疗法是以力为主要特征，兼具调气和调意的功效。推拿手法或功法之所以能发挥治疗作用，并不单纯依靠手法或功法本身扶正祛邪的功效，还应包括适当的刺激能够激发机体自身调节功能，使机体生命活动恢复到平衡状态。因此，手法的作用有赖于机体自身正气的强弱。临床治疗时，应根据中医学理论或现代医学知识辨证论治或辨病治疗，摸索安全有效的推拿方法。

内功推拿具有治疗范围广的特点，临床上不仅适用于骨伤科疾病，对于内科虚劳杂病、妇科经带胎产病也有一定的治疗优势。内功推拿作为一种治疗方法，尚未形成完整的理论体系。其理论体系具有多元性特点。如治疗运动系统疾病时，基本上是采用现代解剖、生理学、病理学等理论；治疗内科、妇科疾病时，采用中医脏腑理论、经络学说。

内功推拿秉承《黄帝内经》"杂合以治，各得其所宜"的指导思想，依据病邪的特异性、中病层次、体质特异性及推拿治法的特异性选择适当的治疗方法，综合功法、手法、膏摩、熏蒸、热敷、药物等要素，达到良好的临床疗效。内功推拿治疗范围虽然广，但并不等于包治百病。要客观地认识内功推拿的作用，熟悉手法、功法治疗的宜忌，临床医生应根据疾病的种类和发展阶段，选择合适的综合治疗方法，而不仅仅是推拿方法。

一、治疗骨伤科疾病的指导思想

骨伤科疾病是推拿临床上的常见病之一，多因急性或慢性损伤（疲劳、劳损和退变）导致骨、软组织和关节病变，产生一系列的临床症状和体征。运用内功推拿治疗骨伤科疾病可减轻病痛，恢复身体健康，感受轻松舒适。

临诊时，注意正确认识骨伤科疾病的病理变化，不能过于强调骨质增生、关节软骨面破坏及脊柱椎间盘退变等形态学改变在疾病发病过程中的作用，忽视肌肉、韧带、肌腱和筋膜等功能异常在疾病发展过程中的作用；不能过于强调影像学检查，忽视体征检查；不能过于强调骨结构变化，忽视软组织病变造成的脊柱与四肢骨关节整体动态功能改变。一些疾病，如常见的颈椎病不仅是形态结构的异常，更多的是功能性紊乱，或许也可以称为功能性颈椎病，这可能是手法、功法治疗颈椎病及其他骨伤科疾病的部分理论基础。因此，调整类手法运用需要明确的指征。脊柱和四肢骨关节运动类手法不可滥用，以免因反复使用而进一步损害其稳定性。

合理地运用推拿手法或练功解决脊柱和四肢骨组织结构、软组织及关节的稳定性问题，是推拿治疗、干预骨伤科疾病的切入点。临床上运用推拿疗法治疗骨伤科疾患，应建立整体观念及"筋骨整体观"的指导思想，恰当地运用脊柱和四肢骨关节推拿手法和功法，符合安全、有效、简单、省力、规范的标准。

二、治疗内妇杂病的指导思想

应用推拿方法治疗内、妇、五官科疾病已有数千年历史。中医经络学说和脏腑理论是内功推拿治疗内、妇、五官科疾病的主要理论基础。

按照传统中医学理论的认识，推拿具有疏通经络、调整脏腑、行气活血的作用。经络内属脏腑、外联肢节，是人体内信息、物质和能量传递的通道，经气运行于经络之内，穴位是经气汇聚之所。推拿手法作用于经穴，通过激发经气的运行，从而起到疏通经络作用。《素问·血气形志》中说："形数惊恐，经络不通，病生于不仁，治之以按摩醪药。"推拿手法调整脏腑的作用主要是通过以下三个途径来实现的：一是通过对经络的刺激，直接调整与之相连的脏腑功能；二是通过对背俞穴和募穴的刺激，调整对应脏腑的功能；三是通过对特定穴的作用，综合调整内在脏腑的功能。总之，推拿手法疏通经络、行气活血、调整脏腑三方面的作用是相互联系的，经络疏通是基础，气血畅达是关键，脏腑功能协调一致是根本。这三方面的作用是推拿手法用于治疗内、妇、五官科疾病的理论基础。

近些年"脊柱病因学"的提出，为我们进一步认识用推拿方法治疗内、妇、五官科疾病的机理开辟了一个新的更为广阔的空间。此外，一些新的理论假说也被不断引入，如"生物全息律学说""反射区学说"等。随着研究的深入，将进一步阐明推拿方法对内、妇、五官科疾病确切的治疗作用和临床价值，不断丰富内、妇、五官科疾病的推拿理论与实践，使古老的推拿疗法更好地造福于人类。

应用内功推拿方法治疗疾病时，应注意掌握以下施治原则：

1.根据中医辨证论治结果，选择一种或多种推拿治疗方法，确定适宜的推拿治疗方案或推拿处方。

2.明确推拿治疗方案确切的临床作用和地位，手法或功法是作为主要的治疗措施，还是辅助性治疗方法，必要时配合其他治疗手段。

3.在应用某些特殊手法或功法治疗之前，应向患者详细说明情况，必须在征得患者同意后方可进行。

4.施行调整脊椎关节类手法之前，应进行必要的影像学检查，在排除禁忌证之后方可进行，以确保手法的安全性。

第二节　常见疾病应用

一、虚劳

虚劳又称虚损，是由多种原因所致的脏腑阴阳气血严重亏损，久虚不复的多种慢性衰弱病证的总称。现代医学的许多慢性疾病出现各种虚损证候与状态时，可参考本证辨证论治。

【诊断要点】

病史中有生活失节、调摄不当等因素，或大病久病，产后或手术后失血过多等。临床症状可见面色无华、发白或黯黑，形体消瘦，气短声低，心悸，健忘，头晕眼花，自汗、盗汗，形寒肢冷或五心烦热，倦怠乏力，食欲不振，腹胀，便溏，遗精滑泄，或月经不调甚则停闭等。可见多个脏腑气血阴阳虚损，呈慢性、迁延性、进行性的演变过程。

1. 气虚　面色萎黄，气短懒言，语声低微，体倦乏力，动则汗出，易感冒，腹胀，纳差，便溏，舌质淡胖，苔薄白，脉虚大无力。

2. 血虚　面色、唇甲淡白，头晕眼花，心悸心慌，形体消瘦，肌肤粗糙，月经量少或闭经，舌质淡，脉细弱。

3. 阴虚　两颧潮红，唇红口干，午后低热，手足烦热，失眠遗精，盗汗，舌质红，苔少，脉细数。

4. 阳虚　面色苍白，畏寒肢冷，自汗，喜卧懒动，口淡吐清涎，舌质淡胖嫩，苔白润，脉沉细。

【治则】

对于虚劳的治疗，当以"虚者补之""损者益之"，即扶正为主。根据病理属性的不同，分别采取益气、养血、滋阴、温阳的原则。遵循辨证施治原则，以加强治疗的针对性。

【手法】

擦法、拿法、按揉法、扫散法等。

【取穴】

以任督二脉经穴及背俞穴为主。

【操作】

以头面、躯干及上肢常规操作为主。

【辨证加减】

1. 气虚

（1）肺气虚者，加强对胸背擦法，以温热为度。按揉膻中、中府、云门，提拿风池、风府。

（2）脾气虚者，加强腹部擦法，以温热为度。按揉气海、中脘、上脘、期门、章门、脾俞、胃俞。大便溏薄，加强对少腹平推，并配合横擦八髎，透热为度。

2. 血虚

（1）心血虚者，加强头面部手法的操作，尤其推桥弓，拿脑空穴，擦中脘，揉心俞。

（2）肝血虚者，加强头面部手法操作，以扫散法为主，拿脑空穴，推桥弓，揉脾俞、胃俞。

如见胁痛，加强推两胁，以温热为度。如见妇人月经不调，多擦少腹，以温热为度，并按揉血海、三阴交。

3. 阳虚 加强少腹平推，以见热为度，加腰部肾俞、命门横推，以透热为度。宜推脊柱两侧膀胱经，以透热为度。

4. 阴虚 加强头面部常规手法操作，尤以推桥弓，提拿胸锁乳突肌，加强胸背擦法，以透热为度。

（1）肺阴虚者，可按揉膻中、中府、云门、璇玑。

（2）心阴虚者，加强头部五指拿法，按揉脑空及项后两侧，按揉心俞、合谷、少商。

（3）脾胃阴虚者，加强对上腹部擦法，按揉中脘、脾俞、胃俞，直擦八髎，以透热为度。

（4）肝阴虚者，加强头面部常规手法操作，尤以扫散法、推桥弓为主。

（5）肾阴虚者，加强少腹擦法操作，先按揉气海、关元、中极，再用擦法，以温热为度。并配合横擦腰部，按揉命门、肾俞、腰阳关，以透热为度。

【功法处方】

练功是内功推拿治疗虚劳的重要方法。可先选择站裆式结合前推八匹马、倒拉九头牛的动作进行锻炼，以后逐渐加强马裆势、弓箭裆势、大裆势锻炼，并可选择两手托天、霸王举鼎等动作进行练习。每天早晚各锻炼1次，每次30分钟左右，以汗出或舒适为度。也可辨证施治，对相应经络、穴位进行拍击敲打，使经络畅通，气血旺盛，以达"诸脉皆通，通则疾除"的效果。也可在腰背部，配合强身健体熏蒸方熏蒸或者热敷治疗。

【注意事项】

1. 避风寒，适寒温 虚劳感受外邪，耗伤正气，通常是病情恶化的重要原因；由于正气不足，卫外不固，又容易招致外邪入侵，故应注意冷暖，避风寒，适寒温，尽量减少伤风感冒。

2. 调饮食，戒烟酒 人体气血全赖水谷以资生，故调理饮食对虚劳至关重要。一般以富于营养，易于消化，不伤脾胃为原则。对辛辣厚味、过分滋腻、生冷不洁之物，则应少食甚至禁食。吸烟、嗜酒均有损正气，应该戒除。

3. 慎起居，适劳逸 生活起居要有规律，做到动静结合，劳逸适度。根据自己体力的情况，可适当地进行户外散步、功法锻炼等。病情轻者，可适当安排工作和学习，适当节制房事。

4. 舒情志，少烦忧 过分的情志刺激，易使气阴伤耗，是使病情加重的重要原因之一。而保持情绪稳定，舒畅乐观，则有利于虚劳的康复。

二、失眠

失眠又称不寐，是指以经常不能获得正常睡眠为特征的一种病证。轻者难以入寐，或睡中易醒，醒后不能再寐，或时寐时醒；重者彻夜不能入寐。本病可单独出现，也可以与头痛、健忘、眩晕、心悸等症同时出现。

【诊断要点】

1. 心脾两虚　多梦易醒，面色不华，头晕目眩，心悸健忘，神疲肢倦，饮食无味。舌质淡苔薄，脉细弱。

2. 阴虚火旺　心烦不寐，头晕耳鸣，心悸健忘，颧红潮热，口干少津，手足心热，腰膝酸软。舌质红少苔，脉细数。

3. 痰热内扰　不寐多梦，头重心烦，头晕目眩，口苦痰多，胸闷脘痞，不思饮食。舌质红苔黄腻，脉滑或滑数。

4. 肝郁化火　心烦不能入寐，急躁易怒，头痛面红，目赤口苦，胸闷胁痛，不思饮食，口渴喜饮，便秘尿黄。舌质红苔黄，脉弦数。

【治则】

养心安神，滋阴降火，清化痰热，疏肝解郁。

【手法】

擦法、拿法、按揉法、搓法等。

【取穴】

脑空、缺盆、脾俞、胃俞、桥弓、心俞、肺俞、通里、神门、膻中、璇玑、中府、云门。

【操作】

以头面、躯干及上肢部常规操作为主。

【辨证加减】

1. 心脾两亏　以补心脾、生气血为主，用常规手法操作。若见多梦易醒、心悸健忘者，头部五指拿法配合拿脑空，按揉缺盆穴，擦脾俞、胃俞，背部擦法配合按揉心俞。心脾两虚者，指按、指揉神门、天枢、足三里、三阴交，每穴1～2分钟；擦背部督脉，以透热为度。

2. 阴亏火旺　宜滋补肾阴、清心降火。在常规手法操作中加强头面部操作，尤以扫散法为要，推桥弓，重拿脑空，按揉心俞、肺俞、通里、神门，擦手三阴经。阴虚火旺者推桥弓，左右各20次；擦两侧涌泉穴，以透热为度。

3. 痰热内扰　以化痰清热为主。指按、指揉神门、内关、丰隆、足三里，每穴1～2分钟；横擦脾俞、胃俞、八髎，以透热为度。失眠者重拿脑空穴；胸闷者多擦前胸两胁，按揉膻中、璇玑、中府、云门穴；头重者加重扫散法刺激。

4. 肝郁化火　以疏肝解郁、安抚情绪为主。在常规手法操作中加强胁肋部操作。如按揉肝俞、胆俞、期门、章门、太冲，每穴1～2分钟；搓两侧胁部，约1分钟。

【功法处方】

练功是内功推拿治疗失眠的重要手段之一。患者可选择少林内功站裆式结合前推八匹马、倒拉九头牛等动作锻炼，也可选择坐裆势并配合意念导引。每天早晚各锻炼1次，每次30分钟左右，以汗出或略感疲劳为度。睡前可配合强身健体或活血祛瘀熏蒸方熏蒸足部。

【注意事项】

1. 失眠者在晚饭后应忌服刺激性和兴奋性食物和药物。

2. 手法应轻柔缓和，以诱导大脑皮层逐渐进入抑制状态。

3. 养成良好的作息习惯。

三、头痛

头痛是临床常见症状之一，通常局限于头颅上半部，包括眉弓、耳轮上缘和枕外隆突连线上。病因较复杂，可由颅内病变、颅外头颈部病变、躯体疾病及神经官能症、精神病引起。外感头痛、颈源性头痛、偏头痛、内伤头痛等适宜手法治疗。

本节所讨论的头痛，乃属内科疾病范畴，以头痛为主要症状者。若属外伤及一些疾病过程中所出现的兼症，则主病去，头痛亦自除，不在本节讨论范围之内。

【诊断要点】

头痛的诊断应以经络辨证为主，结合脏腑辨证。同时，注意检查是否存在颈部"筋出槽"或"骨错缝"的病理变化，通过综合分析，做出正确判断。

1. 颈源性头痛　起病或急或缓，有长时间低头伏案工作或失枕史，头痛连及颈项，伴颈椎活动不利，或头晕、恶心、畏光、目胀等。在患侧风池穴周围及上位颈椎关节突附近，有明显压痛，和可触及结节状物。疼痛也可出现在前额眉棱骨及眼窝附近。

2. 外感头痛　起病较急，有明显感受外邪史，或头痛连及项背，或胀痛欲裂，或头痛如裹；可伴有发热、恶寒或恶风、身困、鼻塞、流涕、咽痛、咳嗽等症状。

3. 偏头痛　反复发作的一侧或双侧头痛，女性多于男性，发作前多有先兆，常因紧张、忧郁等诱发。用麦角胺治疗可缓解症状。

4. 内伤头痛　可因肝阳上亢、气血不足、肾虚失充、痰血阻络等引起，临床表现各异。

【治则】

疏经，通络，止痛。

【手法】

擦法、滚法、按揉法、一指禅推法、叩击法、拿法、分推法、摩法、抹法、扫散法。

【取穴】

风池、天鼎、印堂、神庭、鱼腰、攒竹、头维、太阳、百会、四神聪、桥弓、头面部六阳经及督脉循行部位。

【操作】

按照头面部、躯干部、上肢部、下肢部的顺序实施内功推拿常规操作。

【辨证加减】

1. 颈源性头痛　宜滚项肩部、上背部主要肌群，一指禅推项部两侧、按揉风池、天鼎及肩部穴位。必要时行颈椎调整手法，以提拿或叩击肩部肌肉结束。

2. 外感头痛　外感风寒头痛，可重用捏拿巅顶，按压风池、风门、肺俞等穴，以祛风散寒，通络止痛；外感风热头痛可重用推抹额颞部，按压曲池、合谷等穴，宜清泄风热止头痛；外感风湿头痛可用重力揉抹头顶，按压腧穴止痛配合两手捏拿肩井，单手多指拍击项背部，亦可啄头顶、前额以祛风胜湿止痛。

3. 偏头痛　可用重力重推抹前额，拨揉两颞及推抹桥弓，以祛风平肝，配合按压角孙、率谷等穴。

4. 内伤头痛　内伤头痛需辨证治疗。肝阳头痛，可左右交替推桥弓，扫散和拨揉两颞，按揉太冲、行间等穴，重用掌心击百会及擦足底涌泉穴；血虚头痛可重用擦上背部及督脉，以透热为度，结合摩腹操作，以气海、关元、中脘为重点，按揉心俞、膈俞、足三里、三阴交等穴；肾虚头痛可擦督脉及背部膀胱经，结合摩腹操作，以气海、关元为重点；瘀阻头痛可按揉太阳、攒竹及前额、头侧部，重用擦前额及两侧太阳穴部位。

【功法处方】

练功是内功推拿治疗头痛的重要手段之一。患者须加强练习少林内功，可选择站裆势结合前推八匹马、倒拉九头牛等动作锻炼，以后逐渐加强马裆势、弓箭裆势的锻炼，并可选择凤凰展翅等动作进行锻炼。每天早晚各锻炼1次，每次30分钟左右，以汗出或略感疲劳为度。

【注意事项】

1. 推治疗前，须注意排除蛛网膜下腔出血、腔隙性脑梗塞、脑膜炎、颅内肿瘤等常见的急慢性头痛的颅脑疾病；必要时，做头颅CT或MRI检查。

2. 头痛者应保持安静，心情愉快，保证充足的睡眠和休息，避免用脑过度、精神紧张，宜清淡饮食，适当进行散步、气功、太极拳等活动。

3. 头痛由颈椎病引起者，睡眠时要选用合适的枕头，仰卧时宜低，侧卧时与肩等高，避免工作中长时间低头，注意颈部保暖。

4. 头痛由高血压、动脉硬化引起者，要经常测量血压，保持血压稳定，控制饮食及血脂，饮食宜清淡，情绪宜稳定。

四、高血压

高血压是一种常见的慢性疾病，又称"原发性高血压病"，以动脉血压持续性增高为主要临床表现。成年人正常血压在安静状态下，收缩压＞140mmHg和（或）舒张压＞90mmHg，即称为高血压。其临床表现以头目眩晕、头痛头昏、耳鸣、健忘、失眠、乏力等为特征，后期可有心、脑、肾等多脏器损害。

【诊断要点】

高血压的诊断应以血压值为主，中医治疗时应结合脏腑理论辨证论治，同时，注意检查是否存在颈部"筋出槽"或"骨错缝"的病理变化，综合分析，才能做出正确判断。

1. 肝阳上亢 头晕目眩，头痛且胀，耳鸣、面赤，急躁易怒，夜寐不宁，每因烦劳、恼怒而诱发或加剧，伴胁胀、口苦。舌苔薄黄，脉弦有力。

2. 痰浊壅盛 头昏头痛，沉重如蒙，胸闷脘痞，呕恶痰涎，食少多寐。舌苔白腻，脉濡滑或弦滑。

3. 阴虚阳亢 以眩晕、耳鸣、腰酸膝软、五心烦热为主症，兼见头重脚轻、口燥咽干、两目干涩等症。舌红少苔，脉细数。

4. 阴阳两虚 血压升高兼见头晕目眩、心悸失眠、腰腿酸软、畏寒肢冷、小便清长。舌淡，脉沉细。

【治则】

根据本病的发生原因和证候特点，宜区分标本缓急，属虚属实，分而治之。

【手法】

擦法、分推法、一指禅推法、滚法、按揉法、叩击法、拿法、抹法、扫散法、摩法。

【取穴】

头面部六阳经及督脉穴位、背俞穴和腹部任脉穴位。

【操作】

以头面部、腰背部和腹部内功推拿常规操作为主，然后随证施治，选择针对性的操作。

1. 头面部操作 自上而下推桥弓，先左后右，两侧交替进行。

术者行一指禅"小∞字"和"大∞字"推法，反复分推3～5遍。继之指按、指揉印堂、神庭、攒竹、鱼腰、太阳、百会、四神聪等穴，每穴约1分钟；结合抹前额3～5遍；从前额发际处拿至风池穴处做五指拿法，反复3～5遍。行双手扫散法，约1分钟。

2. 腰背部操作 术者用滚法在患者背部、腰部操作，重点治疗心俞、厥阴俞、肝俞、胆俞、肾俞、命门等部位，时间约5分钟。捏脊，自上而下捏背部督脉脊骨皮8～10遍。掌推督脉，自上而下掌推背部督脉3～4遍。擦腰部肾俞、命门一线，以透热为度。

3. 胸腹部操作 术者站于受术者侧前方，以一手中指指腹着力于膻中穴，做轻柔缓和的环旋揉动。斜擦胁肋，术者站于受术者后方，以双掌在腋下胁肋部做斜向往返推擦。按揉腹部穴位，术者站于受术者右侧，以拇指按揉腹部关元、神阙、中脘等穴，重复数次。术者站于受术者右侧，一手掌紧贴于受术部位，而后做有节律的、顺时针方向的环形摩动。

【辨证加减】

1. 肝阳上亢 头面部常规手法须加强应用，尤其是扫散法、推桥弓、按揉曲盆，并对胸、上腹、少腹加强平推。配合重拿风池穴2～3分钟，掐太冲、行间穴各2～3分钟；摩揉肝俞、肾俞、涌泉穴，透热为度。

2. 痰浊壅盛 除头面扫散法外，还要推桥弓，加强胸及下肢部擦法。在擦胸部时配合按揉璇玑、天突，擦少腹时配合按揉水道、中极。一指禅推法结合指按、指揉丰隆、解溪穴，取泻法；推、擦足三里穴，摩中脘穴，取补法。

3. 阴虚阳亢 头面部的扫散法、推桥弓、拿风池做重点运用，如见心悸、失眠在头面部手法中尤以脑空穴为主，配合按揉心俞、神门穴。

4. 阴阳两虚 以头面操作为重点，即扫散法、推桥弓。如见行动气急，加强擦胸部及两胁，腰酸腿软、夜间多尿要加强腰部擦法，配合按揉肾俞、腰阳关。

【功法处方】

练功是内功推拿治疗高血压的重要手段之一。患者须加强练习少林内功，可选择站裆势结合怀中抱月、力劈华山等动作锻炼，也可选择坐裆势配合意念导引。每天早晚各锻炼1次，每次30分钟左右，以舒适为度。

【注意事项】

1. 推拿疗法适用于1级和2级高血压患者，必要时配合药物治疗。

2. 在推拿治疗高血压时，手法要轻柔。

3. 高血压患者平时要节制饮食，减少盐的摄入量，忌食动物脂肪、内脏，防止体重超重，戒烟戒酒。生活要有规律，不宜过度疲劳和情绪激动，可在医生指导下进行适当的功法锻炼。

五、肺痨

肺痨又称肺结核，以咳嗽、咯血、潮热、盗汗及身体逐渐消瘦等症为主要临床表现。是由结核菌引起的一种具有传染性的慢性消耗性疾病，可以分为原发性和继发性两大类，前者为人体第一次感染结核菌引起的病变，称之为原发感染，多见于幼儿和少年。后者则是再次感染或者在原发感染的基础上，残留在病灶内当机体抵抗能力下降时，结核菌又可活跃、繁殖而致病，也称之为内源性复发。肺痨临床可分为三期，即进展期、好转期和稳定期，其中进展期、好转期均属活动性，需要到传染病医院隔离治疗；稳定期仍有相关症状者可采用内功推拿治疗。肺痨是内功推拿早期治疗病种之一，李锡九等人曾患肺痨而受益于内功推拿。1959年的《中医推拿学》教材，已将内功推拿治疗肺痨列入其中。

【诊断要点】

有较密切的结核病接触史。起病可急可缓，多为低热（午后为著）、盗汗、乏力、纳差、消瘦、女性月经失调等。呼吸道症状有咳嗽、咳痰、咯血、胸痛、不同程度胸闷或呼吸困难。

1. 肺阴亏虚 干咳，咳声短促，或咯少量黏痰，或痰中带血丝或血点，血色鲜红，胸部隐隐闷痛，午后手足心热，皮肤干灼，口干咽燥，或有轻微盗汗。舌边尖红苔薄，脉细或细数。

2.肺肾阴虚　可见咳嗽、痰中带血、食欲不振、倦怠消瘦等，或伴胸痛。舌红少苔或光剥，脉细数无力。

3.肺脾两虚　可见咳嗽、痰中带血、食欲不振、倦怠消瘦等。舌质淡，苔薄白或白滑，脉细弱。

4.阴阳两虚　咳逆喘息少气，咯痰色白，或夹血丝，血色暗淡，潮热，自汗、盗汗，声嘶或失音，面浮肢肿，心慌，唇紫，肢冷形寒，或见五更泄泻，口舌生糜，大肉尽脱，男子滑精，女子经少、经闭。舌质淡或光嫩少津，脉微细而数或虚大无力。

【治则】

"治之之法，一则杀其虫，以绝其根本；一则补虚，以复其真元。"抗痨杀虫，针对本病的特异病因进行治疗。内功推拿的主要作用是补虚培元，以培补肺气、健运中阳为主。在辨证施治的基础上，运用常规手法配合练功锻炼。旨在增强正气，以提高抗病能力，促进疾病的康复。

【手法】

擦法、按揉法、拿法、棒击法。

【取穴】

中府、云门、大椎、肺俞、脊柱、肾俞、脑空、风池、桥弓、八髎。

【操作】

以头面、躯干及上肢部常规手法操作为主，辅以棒击法常规操作。

【辨证加减】

1.肺阴亏虚　应加强推桥弓穴，擦胸背，以温热为度，按揉中府、云门、大椎、肺俞等穴。

2.肺肾阴虚　加强擦两胁及少腹，横推肾俞，以温热为度；直擦脊柱两侧膀胱经，以透热为度；五指拿脑空穴、风池，推桥弓穴。

3.肺脾两虚　加强擦腹及少腹，以温热为度；横擦肾俞、八髎，以透热为度。

4.阴阳两虚　加强对胸背部操作，在胸背部可配合荡法，横擦大椎穴部，直擦脊柱两侧膀胱经，以透热为度。

【功法处方】

一般在手法治疗1个疗程后可配合练习少林内功站裆势，适当选择前推八匹马、倒拉九头牛动作进行锻炼，第2疗程后可以配合马裆势、弓箭裆势，选择风摆荷叶、霸王举鼎等动作进行锻炼，锻炼时可配合出声发力。在练功稍休息后，再进行常规手法进行治疗。每天早晚各锻炼1次，每次30分钟左右，以略感疲劳为度。

【注意事项】

1.推拿治疗肺痨主要针对稳定期，进展期和好转期肺痨需要到专科医院进行隔离治疗。

2.肺痨早期以药物治疗为主，加强休息，不宜做剧烈运动。稳定期加强推拿治疗和少林内功锻炼，但亦需循序渐进，不可操之过急。

3. 肺痨属消耗性疾病，在治疗过程中需加强营养。

六、哮喘

哮喘是哮咳和喘息的简称，哮为喉中鸣息有声，喘为呼吸气促困难。目前全球哮喘患者约 3 亿人，中国哮喘患者约 3000 万。哮喘是影响人们身心健康的重要疾病，若治疗不及时、不规范，可能致命，而规范化治疗可使近 80% 的哮喘患者得到非常好的控制，工作、生活几乎不受影响。每年 5 月的第 1 个周二为世界哮喘日，旨在提醒公众对该疾病的认识，提高对哮喘的防治水平。推拿不仅可以缓解发作时的症状，而且通过手法治疗和功法锻炼扶正治疗，可以达到祛除夙根、控制复发的目的。

【诊断要点】

1. 风寒袭肺 喘息，呼吸困难，恶寒、发热，鼻流清涕。舌淡红苔薄白，脉浮紧。

2. 风热犯肺 气喘，咳嗽，痰黄黏稠，口干，便干，尿黄，或发热恶寒，或周身痛楚，头痛，或咽喉肿痛。舌红苔淡黄薄或黄。

3. 痰浊阻肺 喘息，咳嗽，痰多，咯出不爽，甚则喉中有痰鸣声，胸闷恶心，纳差口淡。舌苔白腻，脉滑。

4. 肺虚 咳嗽频发，动则呼吸促迫，吸短呼长，甚则张口抬肩。舌红苔白而滑，脉象滑数。

5. 肾虚 动则喘急，呼多吸少，胸闷气促，心悸气短，夜间不能平卧，咳吐少量黏痰，面黄消瘦，腰酸痛，纳差，尿频。舌红苔薄黄，脉沉滑。

【治则】

以宽胸理气，止咳平喘为原则。实证以祛邪为主，虚证以扶正为主。

【手法】

按揉法、擦法、推法、拿法、击法。

【取穴】

云门、大椎、命门、肩中俞、风门、璇玑、中府、囟门、膻中、内关、足三里等。

【操作】

按照头面、项部、躯干、上肢部的常规手法操作处理，加强重复头面部操作，震囟门、大椎、命门等穴。哮喘发作较甚者，先用按揉法在定喘、风门、肺俞、肩中俞、璇玑诸穴轻柔刺激，逐渐加大手法刺激量，以患者有明显的酸胀得气感为度，在哮喘缓解后再进行辨证施治。

【辨证加减】

1. 风寒袭肺 ①加强擦前胸的操作，以透热为度。配合中指按揉璇玑、中府、云门、膻中穴。②加强擦背部的操作，重点是大椎、定喘、肩中俞、风门、肺俞穴部，以透热为度，同时可以按揉上述诸穴。③直擦两侧膀胱经，以透热为度，配合提拿背部大筋。④加强对手三阴经的擦法，注重擦手太阴肺经，以透热为度。

2. 风热犯肺 ①加强手法对前胸的操作，擦前胸以温热为度，配合中指端按揉中府、云门、璇玑、膻中穴。②加强手法对背部的操作，擦背部以大椎、定喘、肩中俞、风门、肺俞为重点，以温热为度。③加强对手三阴经的擦法，配合拿血海、曲池、合谷、尺泽穴。④擦两侧膀胱经，以温热为度。

3. 痰浊阻肺　①加强手法对前胸的操作，擦前胸以透热为度。②加强手法对穴位的刺激，按揉定喘、天突、膻中；按揉璇玑、尺泽、内关、足三里、丰隆等穴，均以酸胀得气为宜。

4. 肺虚　①加强手法对胸部的操作，擦法均宜透热为度。②加强健补脾肾的手法，治本培元，擦脾俞、肾俞，以温热为度。

5. 肾虚　①加强背部督脉及腰部的肾俞、命门的擦法，以补肾纳气，均以温热为度。②按揉肾俞、肺俞、膏肓、命门，手法宜轻柔，均忌刺激太重。

【功法处方】

内功推拿对本病治疗先以常规手法操作，结合辨证加减施治，通过 1 ~ 2 个疗程，病情缓解后，再指导患者练习站裆势，逐渐配合上肢动作，如前推八匹马、倒拉九头牛、风摆荷叶，以后逐渐加强马裆势、弓箭裆势的锻炼，并可配合双人锻炼法，锻炼时可配合出声发力。达到强身健体、扶正祛邪的目的。另外，可练习腹式呼吸法或做吐纳功，增加肺活量。每天早晚各锻炼 1 次，每次 30 分钟左右，以汗出或略感疲劳为度。

【注意事项】

1. 推拿适宜治疗慢性哮喘，能提高呼吸道通气和局部抗病能力，加强药物的作用。

2. 在治疗过程中配合锻炼少林内功以扶正祛邪。

3. 季节交替时注意冷热，平时注意进行适当的户外活动。戒烟忌酒，忌食油腻酸辣等刺激性食物。不宜接触有刺激性的气体和灰尘。

七、肺胀

肺胀是因咳嗽、哮喘等证，日久不愈，肺脾肾虚损，气道滞塞不利，出现以胸中胀满，痰涎壅盛，上气咳喘，动后尤显，甚则面色晦暗，唇舌发绀，颜面四肢浮肿，病程缠绵，经久难愈为特征的疾病。肺气肿和慢阻肺可参照治疗。推拿防治肺胀不仅可以缓解胀满咳喘等症状，而且可以通过功法锻炼扶正补虚，控制发作。

【诊断要点】

1. 有长期慢性咳喘的病史。

2. 以肿（胀）、喘、痰、咳、瘀为本病的证候特征，常因明显的外感而诱发或加重。其中，肿（胀）是指胸中胀满，并见四肢颜面浮肿；喘是动则气短不续，吸少呼多，可闻及喘鸣音；痰为喘咳之时痰涎壅盛可闻痰喘；咳为长期反复发作性咳嗽；瘀为唇舌紫绀，面色晦黯。

3. 有杵状指、唇甲紫绀及肺气肿的体征。

4. X 线片可见肺容积增大，肺透亮度增强，肋骨平行间隙增宽，横膈活动度减弱，位置低平，心影缩小，常呈垂直性。肺功能检查示残气量增多，最大通气量降低，第 1

秒钟间肺活量降低，气体分布不均。

【治则】

扶正固本、宽胸理气，实证以祛痰为主、虚证以扶正为主。

【手法】

擦法、按法、揉法、拿法、点法、按揉法。

【取穴】

天突、中府、云门、璇玑、膻中、神封、神藏、中脘、风门、定喘、肺俞、脾俞、肾俞、膏肓等。

【操作】

以胸背部为主的内功推拿常规操作。

1. 施术者站在受术者右边，右手横擦胸前，上下往返移动，紧擦慢移。

2. 施术者站在受术者右边，右手擦背部，从大椎穴开始，向下移至八髎，上下往返紧擦慢移。移动至受术者左边，用左手擦背部。

3. 左手擦胸前，上下往返操作，紧擦慢移。

4. 勾揉膻中、紫宫、神藏、神封、璇玑、华盖。

5. 擦左、右肺尖，勾揉中府，云门。

6. 擦两侧胁肋部，以透热为度。

7. 按揉风门、定喘、胞肓、膏肓、肺俞、脾俞、肾俞。

【功法处方】

练功是内功推拿治疗肺胀的重要手段之一。患者须加强练习少林内功，可选择站裆势结合风摆荷叶、顶天抱地等动作锻炼，锻炼时可配合出声发力。以后逐渐加强马裆势、弓箭裆势的锻炼，也可选择大裆势并配合意念导引。每天早晚各锻炼1次，每次30分钟左右，以汗出为度。

【注意事项】

1. 积极防治肺部疾病。本病乃由咳喘、哮病日久发展而成，故预防和及时治疗咳、喘、哮等病证，是本病预防的关键。

2. 饮食宜清淡，平时注意预防感冒，防止诱发因素。

3. 坚持锻炼，增强体质。患者可根据体质、病情与爱好，选择少林内功、六字诀、养生功等项目进行锻炼，以改善肺脏通气功能，提高抗病能力，防患于未然。可根据体力及病情选择，运动量宜由小到大，时间由短到长，避免剧烈运动。

八、感冒

感冒，轻者俗称"伤风"，主要表现为鼻部症状，如喷嚏、鼻塞、流清水样鼻涕，也可表现为咳嗽、咽干、咽痒或灼热感等。发病同时或数小时后可有喷嚏、鼻塞、流清水样鼻涕等症状。2～3天后鼻涕变稠，常伴咽痛、流泪、味觉减退、呼吸不畅、声嘶等。一般无发热及全身症状，或仅有低热、不适、轻度畏寒、头痛。

普通感冒是最常见的急性呼吸道感染性疾病，多呈自限性，但发生率较高。全年皆可发病，冬春季较多。一般数天即愈。病情较重，引起广泛流行者称为时行感冒。

【诊断要点】

感冒初起，多见鼻塞、流涕、喷嚏、声重，或头痛、畏寒，或发热、咳嗽、喉痒或咽痛等。甚则恶寒高热、头痛、周身酸痛、疲乏等。

根据病史、流行病学、鼻咽部的症状体征，结合周围血象和阴性胸部影像学检查可做出临床诊断，一般无须病因诊断。推拿防治感冒不仅可以缓解胀满、咳喘等症状，而且可以通过功法锻炼提高体质、扶正补虚，减少发作。

【治则】

解表散邪，以对症治疗为主，必要时结合病因治疗。

【手法】

一指禅推法、擦法、叩击法、推法、分推法、按法、揉法、拿法、抹法、扫散法。

【取穴】

头面部六阳经及督脉穴位，肺俞、定喘、大椎、背部膀胱经穴，上肢太阴经和阳明经穴。

【操作】

1. 患者坐位或仰卧位。术者行一指禅"小∞字"和"大∞字"推法，反复分推3～5遍。继之指按、指揉印堂、神庭、攒竹、鱼腰、太阳、百会、四神聪等穴，每穴约1分钟；结合抹前额3～5遍；从前额发际处拿至风池穴处做五指拿法，反复3～5遍。行双手扫散法，约1分钟。拿风池、拿肩井，以汗出为度。

2. 按揉双侧肺俞、定喘穴，每侧1分钟。擦大椎，擦背部膀胱经（重点擦大杼至膈俞部位），以透热为度。拳背击大椎，以耐受为度。

3. 掌擦上肢手三阳经2～3分钟，结合按揉或拿揉尺泽、曲池、合谷、外关、鱼际穴，每穴0.5～1分钟。

【功法处方】

练功是内功推拿防治感冒的重要手段之一。在患者体力允许的情况下，可练习少林内功，选择站裆势结合前推八匹马、倒拉九头牛等动作锻炼，锻炼时可配合出声发力。以后逐渐加强马裆势、大裆势的锻炼，并可选择饿虎扑食、乌龙钻洞等动作进行锻炼。每天早晚各锻炼1次，每次30分钟左右，以汗出为度。

【注意事项】

1. 手法和功法能迅速减轻感冒的临床症状，缩短病程。平时应积极进行功法锻炼，提高防病能力，注意着衣随气温变化，降低易感性。

2. 病情较重或年老体弱者应卧床休息，多饮水，注意营养，进食易消化食物，保持室内空气通畅。

3. 有明确指征者，配合服用抗菌或抗病毒药物，不要盲目服用抗生素。

九、胃脘痛

胃脘痛又称胃痛，是指以上腹部经常发生疼痛为主症的一种消化道病证。历代文献中所称的"心痛""心下痛",多指胃痛而言。胃痛是临床上常见的一个症状,多见于急慢性胃炎,胃、十二指肠溃疡,胃神经官能症。

【诊断要点】

1. 寒邪停胃　胃凉暴痛,遇冷痛重,喜热饮食,口淡乏味。舌淡苔白,脉弦紧。

2. 饮食伤胃　暴饮暴食,胃饱胀痛,厌食拒按,嗳腐酸臭。舌苔厚腻,脉弦滑。

3. 肝气犯胃　胃脘胀痛,痛窜胁背,嗳气痛轻,怒气痛重。舌边红苔白,脉沉弦。

4. 脾胃虚寒　胃凉隐痛,喜热喜按,饮冷痛重,食少。舌淡齿痕苔薄白,脉沉细迟。

【治则】

散寒温中,消食导滞,疏肝理气,健脾止痛。

【手法】

擦法、按法、揉法、按揉法、点法、拿法、摩法、捏脊。

【取穴】

中脘、脾俞、胃俞、大椎、天枢、大肠俞、八髎、足三里、膻中、肝俞、胆俞、膈俞。

【操作】

疼痛剧烈者,先在背部脾俞、胃俞及附近的压痛点用轻重相继的按法或点法,待疼痛缓解后,再辨其证而治之。

一般性疼痛以胸腹部、背腰部及四肢部常规手法操作为主。

1. 施术者于患者右侧,先用轻快的掌揉法于胃脘部治疗,然后用四指摩法在中脘、气海、天枢等穴操作。

2. 施术者于患者左侧,用按揉法,沿背部膀胱经自膈俞至三焦俞,往返操作5~10遍,然后用较重的按揉法于膈俞、肝俞、脾俞、胃俞、三焦俞穴操作,时间约5分钟。沿膀胱经循行部位施以擦法,透热为度。

3. 患者取坐势,术者用按揉法结合提拿法在肩井、手三里、内关、合谷等穴做较强刺激的操作。然后搓肩臂和两胁,往返10~20遍。最后按揉足三里穴。

【辨证加减】

1. 寒邪停胃　宜散寒止痛。在常规手法的基础上,加强腹及两胁擦法,按揉中脘、脾俞、胃俞,以小鱼际横向擦大椎,直向擦两侧膀胱经,以透热为度。

2. 饮食伤胃　宜消食导滞。在常规手法操作时加强上腹及少腹擦法,按揉中脘、天枢,提拿天枢,摩腹。背部按揉脾俞、胃俞、大肠俞、八髎,下肢按足三里。

3. 肝气犯胃　宜疏肝理气。在常规手法操作时加强两胁及肝区的擦法,配合按揉章门、期门;擦胸腹配合按揉中脘、膻中;在背部重点擦肝俞、胆俞、膈俞穴部。

4. 脾胃虚寒　宜温中散寒。在常规手法操作时,加强手法在上腹部及少腹部擦法,并配合中指按揉中脘、气海、关元等穴。可以配合掌根揉中脘,手法徐徐下按,随后突然放松所按之掌,使患者感到局部温热。在背部捏脊时可结合用小鱼际直擦两侧膀胱经及督脉,以透热为度。在下肢可配合按揉足三里,以酸胀为度。

【功法处方】

患者胃痛发作时可练习六字诀之"嘻"字诀，先大嘻三十遍，后细嘻十遍，中病即止，不可过量。胃痛缓解时可练习少林内功，选择站裆势结合摩腹或延年九转法锻炼，以后逐渐加强低裆势、悬裆势的锻炼，并可选择三起三落或海底捞月等动作进行锻炼，以耐受为度。胃脘痛表现虚实错杂，练功需要动静结合、消补并举。每天早晚各锻炼1次，每次30分钟左右，以患者舒适为度。

【注意事项】

1.按时进餐，多食清淡，少食肥甘及各种生冷辛热及刺激性食物。戒烟忌酒。

2.饮食定时定量，长期胃痛的患者每日三餐或加餐均应定时，间隔时间要合理。

3.坚持锻炼，增强体质。可选择少林内功、延年九转法、养生功等进行锻炼，以改善胃肠功能，循序渐进，避免过于剧烈的运动。

十、腹泻

腹泻又称泄泻，是指排便次数增多，粪便稀薄，甚至泻出如水样。大便溏薄而势缓者为泄，大便清稀如水而直下者为泻。本病一年四季均可发生，但以夏秋两季为多见。

本证在《黄帝内经》称为泄，有"濡泄""洞泄""飧泄""注泄"等名称。汉唐时代称为"下利"，宋代以后统称"泄泻"。亦有根据病因或病机而称为"暑泄""大肠泄"者，名称虽多，但都不离"泄泻"两字。按照发病缓急可分为急性泄泻和慢性泄泻。

【诊断要点】

1.湿邪侵袭　症见发病急骤，大便稀薄或夹黏液，每日数次或10余次，腹痛肠鸣，泻后痛止，肢体酸痛。苔黄腻或白腻，脉濡或滑数。

2.伤食泄泻　发病突然，脘腹胀痛，泻下粪便臭如败卵，泻后则痛减，嗳腐吞酸。舌苔垢腻，脉滑数。

3.肝气郁结　泄泻每因情绪波动时发作，平时感觉胸胁胀满，肠鸣腹痛，心烦不寐，嗳气纳少。舌苔淡红尖绛，脉弦。

4.脾胃虚弱　大便时溏时泄，完谷不化，反复发作，稍食油腻后大便次数增多，甚则食入即泻，食欲不振，面色㿠白。舌质淡苔薄，脉沉细或缓弱。

5.肾虚泄泻　黎明前脐周腹痛，肠鸣辘辘有声，痛发即泻，泻后痛减，口渴，形寒肢冷，腰膝酸软。舌苔薄白，脉沉细。

【治则】

泄泻以祛湿健脾为总则，急性泄泻以祛湿止泻为主，慢性泄泻以健脾扶正为主。

【手法】

按法、揉法、摩法、一指禅推法、搓法、拿法、擦法。

【取穴】

气海、关元、中脘、天枢、脾俞、胃俞、肾俞、大肠俞、肩井、曲池、合谷、足三里等。

【操作】

按照腹部、腰背部、四肢部的顺序实施内功推拿常规手法操作，然后随证施治，进行针对性治疗。

1. 患者取仰卧位，施术者居于患者右侧，用沉着缓慢的一指禅推法、摩法，由中脘慢慢向下移动至气海、关元穴，往复数次，再指按、揉中脘、天枢、气海。

2. 按揉脾俞、胃俞、大肠俞、上次髎穴约 5 分钟，以酸胀为度，擦大肠俞及八髎部，透热为度。

3. 患者取坐位，拿肩井、曲池、合谷，按揉足三里、三阴交等穴。

【辨证加减】

1. 湿邪侵袭　加揉摩天枢、气海、关元，重按内关、足三里穴，加强擦八髎部。

2. 伤食泄泻　加摩脘腹部，顺时针方向进行 15 ~ 20 分钟，重按足三里，直擦大肠俞、八髎部。

3. 肝气郁结　加推摩膻中、章门、期门，按揉肝胆俞、膈俞、行间、内关穴以酸胀为度，并擦两胁部以热为度。

4. 脾胃虚弱　用一指禅推法或摩法于中脘、天枢、气海、关元穴 8 分钟，接着再摩胃脘及下腹部各 5 分钟；坐位擦脾胃俞、肾俞、大肠俞，以透热为度。

5. 肾虚泄泻　加擦气海、关元穴部，直擦督脉，横擦肾俞、命门穴部，并逐渐下降到大肠俞、八髎穴部，以透热为度；按揉涌泉后再擦涌泉穴。若患者久病正气亏虚，加强擦背部膀胱经与督脉，按揉足三里、内关穴各半分钟，再配合捏脊 8 ~ 10 遍。

【功法处方】

慢性腹泻可练习少林内功，选择站裆势结合摩腹或延年九转法锻炼，以后逐渐加强低裆势、马裆势的锻炼，并可选择三起三落或海底捞月等动作进行锻炼，以耐受为度。每天早晚各锻炼 1 次，每次 30 分钟左右，以患者舒适为度。

【注意事项】

1. 注意饮食、饮水卫生。

2. 急性腹泻患者随时注意病情变化，必要时应中西医结合治疗，慢性腹泻者注意腹部保暖，避免零食、冷饮及油腻食物。

3. 现高热及明显脱水、酸中毒患者，应在高热减退、水电介质平衡后再采用推拿治疗。

十一、便秘

便秘是指大便秘结不通，排便时间延长，或欲大便而艰涩不畅的一种病证。

便秘的一般症状是排便困难，经常三五日或六七日才能大便一次。有部分患者大便次数正常，但粪质干燥，坚硬难排；或少数患者时有便意，大便并不干燥，但排出艰难。而另一部分患者由于便秘腑气不通，浊气不降，往往有头痛头晕，腹中胀满，甚则出现疼痛，可伴有脘闷嗳气、食欲减退、睡眠不安、心烦易怒等症。长期便秘，会引起痔疮、肛裂。

本证多见于各种急慢性疾病中。本节所论便秘，是以排便异常为主要症状者。由于其他疾病而兼见大便秘结者，不在论述范围。

【诊断要点】

1. 热秘 大便干结，小便短赤，面红身热，或兼有腹胀腹痛，口干口臭。舌红苔黄或黄燥，脉滑数。

2. 气秘 大便秘结，欲便不得，嗳气频作，胸胁痞满，甚则腹中胀痛，纳食减少。舌苔薄腻，脉弦。

3. 虚秘 ①气虚便秘：虽有便意，临厕努挣乏力，挣则汗出短气，便后疲乏，大便并不干硬，面色㿠白。舌淡苔薄，脉虚。②血虚便秘：大便秘结，面色少华，头晕目眩，心悸，唇色淡。舌淡，脉细涩。

4. 冷秘 大便艰涩，排出困难，小便清长，面色㿠白，四肢不温，喜热恶冷，腹中冷痛，或腰脊酸冷。舌淡苔白，脉沉迟。

【治则】

推拿对便秘的治疗原则是和肠通便，但是还需进一步审证求因，辨证论治。

【手法】

按法、揉法、摩法、擦法、分推法、一指禅推法、搓法、提拿法。

【取穴】

中脘、关元、天枢、大横、脾俞、胃俞、肝俞、肾俞、大肠俞、八髎、长强、足三里、支沟等。

【操作】

按照腹部、腰背部、四肢部的顺序实施内功推拿常规手法操作，然后再随证施治，进行针对性治疗。

1. 患者取仰卧位，医者居于患者右侧，摩脘腹部，顺时针方向进行 15 ~ 20 分钟摩法，使热量深透至腹部，增强肠胃的蠕动。在中脘、天枢、关元、大横穴用轻快的一指禅推法，然后搓揉腹部，分推腹部。

2. 再取俯卧位，按揉患者背部脾俞、胃俞、肝俞、大肠俞等穴；直擦大肠俞、八髎穴部；用指按法按肾俞、长强，然后自上而下掌推督脉。

3. 患者取坐位，拇指按揉支沟、足三里等穴。

【辨证加减】

1. 热秘 重用直擦八髎穴部，以透热为度。按揉足三里、大肠俞，以酸胀为度。

2. 气秘 加摩膻中、章门、期门穴，按揉膈俞、肝俞穴，均以酸胀为度；擦两胁及腹部气海、关元、大横等穴；重用直擦腰骶八髎穴部。

3. 虚秘 横擦胸上部、背部及腰骶部，均以透热为度；重用按揉足三里、支沟穴，以酸胀为度。

4. 寒秘 横擦脘腹部和腰骶部，以透热为度；直擦背部督脉，以透热为度。

【功法处方】

练功是内功推拿治疗便秘的重要手段之一。患者须加强练习少林内功，可选择站裆势结合顺水推舟、海底捞月等动作锻炼，也可选择低裆势或坐裆势配合意念导引法。每天早晚各锻炼 1 次，每次 30 分钟左右，以患者舒适为度。

【注意事项】

1. 养成每天按时排便的习惯。

2. 避免食物过于精细，适当进食富含植物性纤维的食物，如蔬菜、水果。

3. 可每天自行按摩腹部，刺激肠蠕动，或练习腹式呼吸，提高肠蠕动力量。

十二、消渴

消渴泛指以多饮、多食、多尿、形体消瘦，或尿有甜味为特征的疾病。本病在《黄帝内经》中称为"消瘅"。口渴引饮为上消；善食易饥为中消；饮一溲一为下消，统称消渴。

与现代医学中糖尿病的临床表现相似。空腹血糖 ≥ 7.0mmol/L，和（或）餐后 2 小时血糖 ≥ 11.1mmol/L 即可确诊。推拿干预消渴以对症处理为主，对糖尿病并发症的预防有积极作用。

【诊断要点】

1. 燥热伤肺　烦渴多饮，口干咽燥，多食易饥，小便量多，大便干结。舌质红，苔薄黄，脉数。

2. 胃燥津伤　消谷善饥，大便秘结，口干欲饮，形体消瘦。舌红苔黄，脉滑有力。

3. 肝肾阴虚　尿频量多，浑如脂膏，头晕目眩，耳鸣，视物模糊，口干唇燥，失眠心烦。舌红无苔，脉细弦数。

4. 阴阳两虚　尿频，饮一溲一，色浑如膏。面色黧黑，耳轮枯焦，腰膝酸软，消瘦显著，阳痿或月经不调，畏寒面浮。舌淡苔白，脉沉细无力。

【治则】

清热育阳，生津止渴。

【手法】

一指禅推法、擦法、拿法、按法、揉法、点按法、拍法、搓法、抖法等。

【取穴】

以手太阴、手阳明、足阳明、足少阴经腧穴为主。取肺俞、肝俞、胆俞、胰俞、胃俞、肾俞、期门、章门、中脘、神阙、三阴交、足三里、血海等穴。

【操作】

1. 俯卧位　先用一指禅推法于背脊部，自大椎穴开始，沿两侧足太阳膀胱经循行路线，由上而下推至腰骶部，上下往返操作治疗 3～5 遍；继之用掌揉法沿膀胱经走行，后按揉肺俞、肝俞、胆俞、胰俞、胃俞、肾俞诸穴反复操作按揉 3～5 分钟；再用掌擦法于督脉和膀胱经，以胰俞为主，斜擦两侧肾俞，均以热透入里为佳；在背脊部运用掌拍法。自大椎穴开始逐次拍打至腰骶部，上下往返操作 3～5 遍；再拿揉肩井穴 5～7 次。

2. 仰卧位　先用掌擦患者两侧胁肋部，以左侧为主，沿肋骨走行方向由内向外逐次往下擦至章门穴，反复操作 5 ~ 7 遍，同时用中指点按期门、章门两穴，以有酸胀为宜；然后擦脘腹部，反复操作 3 ~ 7 遍，并用中指按揉中脘、神阙两穴，以有温热感为佳；再用擦法于手臂沿手三阴经、手三阳经循行路线，反复操作 2 ~ 3 分钟；最后用按揉法于足三里、三阴交、血海诸穴操作 2 ~ 3 分钟，均以有酸胀感为佳。

3. 坐位 术者用拳背击打大椎、八髎穴各操作 3 ~ 5 次，提拿两肩井穴 3 ~ 5 次，拿内外关、合谷诸穴，以有酸胀感为佳，以搓抖上肢为操作结束。

【证型加减】

1. 燥热伤肺 加擦前胸部，点中府、云门、周荣、太溪，拿曲池、鱼际、少商等穴。

2. 胃热伤津 加擦膻中穴，点按缺盆、通谷、阴都，按揉阳池、外关、关冲、太白、公孙、地机、内庭诸穴。

3. 肝肾阴虚 加擦腰骶部，掌擦门、志室，按揉阳谷、太溪、水泉、血海，擦涌泉诸穴。

4. 阴阳两虚 加擦两少腹部，掌揉关元、气海穴，按揉太溪、中封、中都诸穴。

【功法处方】

练功是内功推拿治疗消渴的重要手段之一。患者可选择少林内功站裆势结合怀中抱月、海底捞月等动作锻炼，也可选择坐裆势配合呼吸、意念导引法。每天早晚各锻炼 1 次，每次 30 分钟左右，以舒适为度。

【注意事项】

1. 推拿治疗消渴以对症处理为主，必要时配合药物治疗。

2. 在应用推拿疗法治疗消渴时，手法要轻柔。

3. 平时要节制饮食，减少甜食的摄入量，戒烟戒酒。生活要有规律，不宜过度疲劳，避免情绪激动，可在医生指导下进行适当的功法锻炼。

十三、中风后遗症

中风后遗症是指患者出现一侧肢体瘫痪、口眼歪斜、舌强语涩等症状，大多为中风（脑血管意外）引起的后遗症。本部分介绍的是中风引起的以半身不遂为主的后遗症。半身不遂患者大部分有高血压病史，发病以老年人为多见。由于肢体功能的丧失，患者的健康受着严重的威胁。推拿治疗对促进肢体功能的康复，具有一定的临床效果，一般以早期治疗为宜。

【诊断要点】

中风后遗症以单侧上下肢瘫痪无力、口眼歪斜、舌强语涩等为主症。初期，患者肢体软弱无力，知觉迟钝或稍有强硬，活动功能受限，以后逐渐趋于强直拘急，患侧肢体姿势常发生改变和畸形等。口眼歪斜：口角及鼻唇沟歪向健侧，两腮鼓起漏气，但能做皱额、蹙眉和闭眼等动作。半身不遂：患侧肢体肌张力增高，关节挛缩畸形，感觉略减退，活动功能基本丧失，患侧上肢的肱二头肌、肱三头肌腱反射亢进，下肢膝腱和跟腱反射均为亢进、健侧正常。CT 或 MRI 检查可确诊为出血或栓塞性脑病。

本病早期以药物或手术治疗为主，中风后2周适宜推拿治疗。

【治则】

平肝息风、行气活血、疏筋通络、滑利关节是本病的治疗原则。

【手法】

滚法、一指禅推法、按法、揉法、拿法、摇法、捻法，并配合患肢关节的被动运动。

【取穴】

大椎、肩井、曲池、手三里、合谷、居髎、环跳、殷门、承扶、委中、承山、昆仑、血海、足三里、阳陵泉、风市、梁丘、肾俞、大肠俞、命门等穴。

【操作】

先行内功推拿常规套路操作，然后选取俯卧或仰卧位针对性手法操作治疗。

1. 俯卧位 滚背部脊柱两侧，同时配合腰后伸被动运动，滚臀部及下肢后侧及跟腱配合髋外展被动运动，按揉大椎、膈俞、肾俞、命门、大肠俞、环跳、委中、承山诸穴以酸胀为度，擦腰骶部以热为度。

2. 仰卧位 滚大腿前侧、小腿前外侧至足背部并被动屈曲患侧膝关节，按揉伏兔、梁丘、两膝眼、足三里、丘墟、解溪、太冲诸穴，以酸胀为度，拿委中、承山、昆仑、太溪穴以有酸胀麻的感应为佳。

3. 坐位 滚肩井和肩关节周围到上肢掌指部，在滚肩前缘时结合肩关节上举、外展的被动运动，滚腕部时结合腕关节屈伸被动运动，按揉肩内陵穴以酸为度，拿曲池、合谷穴以酸胀为度，摇掌指关节，捻指关节，搓肩部及上肢。按揉下关、颊车、地仓、人中、承浆等穴，拿两侧风池、肩井穴后结束。

【功法处方】

练功是中风后遗症功能康复的重要手段之一。患者可选择锻炼少林内功站裆势结合倒拉九头牛、凤凰展翅等动作，并可配合双人锻炼法。若患者站立困难，可由医师或家属帮助进行，先训练手指或足趾的运动，再训练膝、肘关节及肩、髋关节。每天早晚各锻炼1次，每次30分钟左右，以患者能耐受为度。

【注意事项】

1. 中风后遗症疗程较长，医患双方都要有耐心。手法治疗和功法训练要循序渐进，不可操之过急，以免引发意外。

2. 卧床不起的患者应注意经常翻身，预防褥疮的发生。

3. 注意情绪和生活饮食的调摄，防止再中风。

十四、颈椎病

颈椎病又称颈椎综合征，是一种中年者易患的慢性疾病，近年有年轻化的趋势。颈椎病是由于损伤或颈椎及其椎间盘、椎周筋肉退变引起的脊柱平衡失调，刺激颈部血管、交感神经、脊神经根和脊髓等，产生颈、肩、背、上肢、头、胸部疼痛及其他伴随症状，甚至合并肢体功能丧失等。推拿对于颈椎病有较好的治疗作用。

【诊断要点】

颈椎病的临床症状复杂多变，以颈项、肩臂、肩胛上背、上胸壁及上肢疼痛或麻痛为最常见。患者往往因颈部过劳、扭伤或寒冷刺激使症状加剧而诱发。临床症状的产生随病变在颈椎的平面及范围而有差异。

1. 分型

（1）颈型：颈椎各椎间关节及周围筋肉损伤，导致颈肩背局部酸胀、疼痛、僵硬，严重者不能做点头、仰头及头颈部旋转活动，呈斜颈姿势。患者回头时，颈部与躯干需共同旋转。

（2）神经根型：颈丛和臂丛神经受压，造成颈项、肩胛上背、上胸壁、肩臂和手部放射性麻木、疼痛无力和肌肉萎缩，感觉异常。患者睡眠时，喜取伤肢在上的屈肘侧卧位。

（3）椎动脉型：颈椎关节退变，增生而压迫椎动脉，致使椎动脉、脊髓前动脉、脊髓后动脉供血不足，造成头晕、耳鸣、记忆力减退、猝倒（猝倒后因颈部位置改变，而立即清醒，并可起来走路）。颈部侧弯及后伸到一定位置，则出现头晕加重，甚至猝倒。

（4）脊髓型：颈部脊髓因受压而缺血、变性，导致脊髓传导障碍。造成四肢无力、走路不稳、瘫痪、大小便障碍等病症。

（5）交感神经型：颈交感神经受压，造成心率异常、假性心绞痛、胸闷、顽固性头痛、眼痛、视物模糊、眼窝发胀、流泪、肢体发凉、指端红肿、出汗障碍等综合征（即霍纳尔征）。

（6）混合型：临床上同时存在上述两型或两型以上症状、体征者，即可诊断为混合型颈椎病。

2. 相应检查

（1）检查颈项活动幅度是否正常。医师立于患者背后，一手安抚患者肩部，另一手扶其头部，将头颈部前屈、后伸、侧弯及旋转活动。注意其活动在何角度出现肢体放射痛，或沿哪条神经分布区放射。并注意其他症状的出现，有助于确定颈椎病的类型。

（2）触诊时医师立于患者后方，一手扶其头部。另一手拇指由上而下逐个触摸颈椎棘突，可发现：①患椎棘突偏离脊柱中心轴线；②患椎后方项韧带剥离、钝厚、压痛或有索条状硬物；③多数患者向棘突偏歪侧转头受限或有僵硬感；④患椎平面棘突旁开一横指处可有压痛，并沿一定的神经分布区放射至伤侧上肢。

（3）注意伤侧肢体有无发凉、肌萎缩与肌力、肌张力等情况。

（4）椎间孔压缩试验阳性、闭气缩肛试验阳性、臂丛神经牵拉试验阳性，对神经根型和椎动脉型颈椎病的诊断具有临床意义。

（5）神经协同检查应注意颈神经分布区的痛觉、触觉、温度觉有无改变，肱二头肌、三头肌腱反射有否减弱或消失，并注意下肢腱反射情况及有无病理反射。

（6）为了协助或明确诊断，可拍颈椎正、侧、斜位 X 线片。重点观察颈椎生理曲线、钩椎关节、关节突间关节、椎间孔、椎间隙、棘突顺列、椎体缘等变化情况。必要时可进行 CT、MRI 等检查。

【治则】

舒筋活血，理筋整复。刺激性手法与调整类手法并重，颈项部操作与循经手法刺激相结合，以颈项部操作为主的原则。

【手法】

选用一指禅推法、滚法、推法、拿法、按揉法、拔伸法，拨法、分推法、合推法和颈椎调整手法等。

【取穴】

取穴以风池、颈夹脊、肩井、天宗、肩中俞、肩外俞、天鼎、缺盆、手三里、阿是穴等为主。以颈项部、枕后部、肩胛部、横突后结节和胸段夹脊等部位为重点。

【操作】

按照颈项部、上背部、上肢部的顺序实施内功推拿常规操作，然后根据分型随证施治，选择针对性的操作。

推拿操作常规：由松解手法、颈椎调整手法和整理手法三部分组成。松解手法宜在逐步放松的情况下用轻缓柔和的刺激性手法，如一指禅推法、滚法、拇指按揉法在颈项肩背部操作，刺激关键穴位及部位，并在手法刺激的同时，轻巧地小幅度被动运动头颈部。当患者颈肩背部肌肉逐渐放松之后，宜在颈椎拔伸状态下小幅度旋摇颈椎，以调整颈椎微小移位。整理手法主要采用拿法刺激两侧风池穴、两侧颈夹脊穴及两侧肩井穴，双掌从肩井向两侧分推，以枕、项部的合法结束。

1. 神经根型 常规操作基础上再以轻柔手法沿放射性神经痛路线循经推拿，小幅度持续拔伸颈椎 2 ~ 3 次，每次 1 分钟，以进一步消除神经痛；用拇指与食指相对捏住治疗部位，稍用力，做对称的快速捻动手指；然后用夹住患指，从指根部至指端，做急速的勒法。

2. 椎动脉型 在常规操作的基础上加强风池、风府等穴部的手法，再以手法轻柔地分抹患者两颞及前额，以消除头面部症状。

3. 交感神经型 在常规操作的基础上以轻巧的手法在颈前气管两侧循序推移，使痉挛椎前肌群放松。然后根据患者临床症状，采用针对性的手法操作。

【功法处方】

患者可选择少林内功站裆势结合乌龙钻洞、顶天抱地等动作锻炼，也可选择易筋经的九鬼拔马刀势。每天早晚各锻炼 1 次，每次 30 分钟左右，以汗出或舒适为度。

【注意事项】

1. 颈椎病患者平时宜贯彻"仰头抬臂，协调平衡"的原则，以锻炼颈部后伸肌群，平衡长期低头位而引起的颈部应力和稳定平衡失调。

2. 注意纠正平时的不良姿势，肩颈部的保暖和用枕的合理性，立足于预防。

3. 推拿治疗颈椎病务必选择适应证型的手法，注意手法安全性，避免推拿意外。

十六、胸胁屏伤

胸胁屏伤又称岔气，是指由于身体姿势不当时用力引起胸胁部气机壅滞，出现以胸部板紧掣痛、胸闷不舒为主要症状的一种病症。

胸廓由胸椎、肋骨和胸骨借关节、软骨连结而成。在正常的呼吸运动中，胸廓中各关节活动范围较小，随着呼吸运动而活动。若胸壁肌肉受到牵拉或挤压，而产生痉挛或撕裂伤，会刺激肋间神经，引起疼痛。

【诊断要点】

1. 外伤史　一般均有明显外伤史，伤后出现疼痛，多呈窜痛，疼痛区域模糊，范围较广，深呼吸及咳嗽时疼痛加重，疼痛有时牵扯背部，并可伴有胸闷不适等症状。

2. 体征及检查　胸壁无明显压痛，患者呼吸运动减小，呼吸浅促，不敢咳嗽，动作缓慢。如胸壁肌损伤，损伤部位可有肿胀、压痛。

3. X 线检查　由于胸椎后关节错位乃解剖位置上的细微变化，故 X 线片常不易显示。但 X 线检查可除外胸椎结核、肿瘤、骨折、类风湿等疾病。

【治则】

活血化瘀，理气止痛。

【手法】

擦法、按揉法、拿法等。

【取穴】

章门、期门、阿是穴等。

【操作】

按照前胸部、后背部及上肢部的常规套路操作，然后选择下述方法针对性的治疗。

1. 擦胸、背胁肋部，以患侧局部为主，按揉章门、期门、压痛点，以行气止痛。

2. 用鱼际擦胁部，小鱼际直向擦背部，以冬青膏辅之，以透热为度。

3. 局部配合热敷。

【功法处方】

患者可选择锻炼少林内功坐裆势，逐渐配合上肢动作，如前凤凰展翅、风摆荷叶等，锻炼时可配合出声发力。以后逐渐加强马裆势、弓箭裆势的锻炼，并可配合双人锻炼法。每天早晚各锻炼 1 次，每次 30 分钟左右，以汗出或舒适为度。

【注意事项】

1. 需注意排除胸膜炎、肿瘤及其他骨关节病，需要先明确诊断。

2. 治疗期间注意保暖和休息，避免负重和劳累。

3. 卧硬板床。

十六、腰肌劳损

腰肌劳损是指腰骶部肌肉、筋膜以及韧带等软组织的慢性损伤，导致局部无菌性炎症，从而引起腰臀部一侧或两侧的弥漫性疼痛。本病又称腰臀肌筋膜炎或功能性腰痛，中医学称为肾虚腰痛，是慢性腰腿痛中常见的疾病之一。

【诊断要点】

1. 症状　长期反复发作的腰背部酸痛不适，或钝性胀痛，腰部重着板紧如负重物，时轻时重，缠绵不愈。充分休息、加强保暖、适当活动或改变体位姿势可使症状减轻，劳累或遇阴雨天气，受风寒湿影响则症状加重。

腰部活动基本正常，一般无明显障碍，但时有牵掣不适感。不能久坐久站，不能胜任弯腰工作，弯腰稍久，便直腰困难，常喜双手捶击腰背部。

急性发作时，诸症明显加重，可有明显的肌痉挛，甚至出现腰脊柱侧弯，下肢牵掣作痛等症状。

2. 体征 腰背部压痛范围较广泛，压痛点多在竖脊肌、腰椎横突及髂嵴后缘等部位。肌痉挛：触诊时腰部肌肉紧张痉挛，或有硬结及肥厚感。

3. X 线检查 少数患者可有先天性畸形或骨质增生，余无异常发现。

【治则】

舒筋活血，温经通络。

【手法】

擦法、滚法、按法、揉法、推法、拿法、点法、拨法、搓法、背法等。

【取穴】

肾俞、腰阳关、大肠俞、八髎、秩边、委中、承山。

【操作】

按照腰背部、下肢部的顺序实施内功推拿常规套路的操作，然后再选择以下针对性的治疗。

1. 松解手法 患者俯卧位，术者站于一侧，先用滚、按揉法沿两侧膀胱经由上而下往返施术 3～5 遍，用力由轻到重。然后用双手拇指按揉肾俞、腰阳关、大肠俞、八髎等穴，以酸胀为度，并配合腰部后伸被动运动数次。

2. 解痉止痛法 术者用点压、弹拨手法施术于痛点及肌痉挛处，反复 3～5 遍，以达到提高痛阈、松解粘连、解痉止痛的目的。

3. 调整关节紊乱 患者侧卧位，术者面向患者站立，施腰部斜扳法，左右各 1 次，再取仰卧位，双下肢屈膝屈髋，术者抱住患者双膝做腰骶旋转，顺、逆时针各 8～10 次，然后做抱膝滚腰 16～20 次。亦可采用背法操作以调整腰骶关节。

4. 整理手法 患者俯卧位，术者先分别用滚法、揉法在腰臀及大腿后外侧依次施术，往返 3～5 遍，并点按秩边、委中、承山等穴，然后用小鱼际直擦腰背两侧膀胱经，横擦腰骶部，以透热为度，最后用五指并拢，腕部放松，有节律地叩打腰背及下肢膀胱经部位。用力宜由轻到重，以患者能忍受为度。

【功法处方】

练功是内功推拿治疗腰肌劳损的重要手段之一。患者可选择少林内功站裆势结合前推八匹马、倒拉九头牛等动作锻炼，以后逐渐加强马裆势、弓箭裆势的锻炼，并可配合双人锻炼法。每天早晚各锻炼 1 次，每次 30 分钟左右，以汗出或略感疲劳为度。也可进行仰卧位的拱桥式锻炼、俯卧位的飞燕式锻炼，早晚各 1 次，每次各做 20～30 遍。

【注意事项】

1. 在日常生活和工作中，纠正不良姿势，经常变换体位，勿使过度疲劳。

2. 注意休息和局部保暖，节制房事。

3. 平日加强腰背肌肉锻炼，适当参加户外活动或功法锻炼。

十七、肩关节周围炎

肩关节周围炎是指因肩关节囊和关节周围软组织损伤、退变而引起的一种慢性无菌性炎症。以肩关节疼痛、活动功能障碍和肌肉萎缩为临床特征。本病常发生在单侧肩部，多见于 50 岁左右的患者，所以又有"五十肩"之称。本病病因主要与肩关节囊和关节周围软组织退行性改变、肩部外伤、慢性劳损或感受风寒等有关。病理变化是肩关节周围软组织充血、水肿、渗出、粘连等，导致肩关节功能障碍。

【诊断要点】

1. 疼痛与压痛 疼痛性质多为酸痛或钝痛。早期，肩部疼痛剧烈，肿胀明显，疼痛可扩散至同侧肘部，遇寒湿痛著，遇热则痛减，日轻夜重，常影响睡眠。后期，肩部疼痛减轻，但活动障碍显著。触诊时，常可在肩峰下滑囊及三角肌下滑囊部、肱二头肌长头腱沟、三角肌后缘、冈上肌与冈下肌附着点，以及肩内俞、肩贞、天宗等部位找到明显压痛点。

2. 活动障碍 病程愈长，活动障碍愈明显。常不能完成穿衣、洗脸、梳头、触摸对侧肩部等动作。肩关节被动上举、后背、内收、外展、内旋动作受限制。但前后方向的拉锯动作及较轻的旋转活动（在限度以内的运动）则无疼痛，此点可与关节内病变相区别。日久，肩部功能活动几乎完全丧失，而成"冻结"状，但疼痛明显减轻。病程较久者，由于疼痛和废用，出现肩部肌肉广泛性萎缩（以三角肌最为明显），肩峰突出。

3. X 线检查 初期常无异常，后期出现在肱骨大结节附近软组织内的钙化斑。钙斑的形状、大小、密度均不定。有的呈颗粒状，有的呈斑片状钙斑。钙斑亦常见于肱骨颈、肱骨干、肱骨头及肩峰附近的软组织内。受累侧的肩肱关节、肩锁关节将显示骨性关节病的改变，肩部诸骨可显示骨质疏松，并合并肌肉萎缩。

【治则】

早期应以舒筋通络，祛瘀止痛，加强筋肉功能为主；晚期则以剥离粘连，滑利关节，恢复关节活动功能为主。

【手法】

推法、揉法、滚法、拨法、点法、按法、摇法、理法、劈法、搓法、抖法。

【取穴】

肩髃、肩贞、肩井、肩三俞（肩中俞、肩外俞、肩内俞）、天宗、秉风、缺盆、极泉、巨骨、曲池等。

【操作】

按照肩背部、上肢部的顺序实施内功推拿常规操作，然后选择下述方法进行针对性的操作。

1. 分推抚摩肩部 术者以双手鱼际或掌部着力，在患肩周围做前后、内外分推及抚摩手法数十遍。

2. 揉滚肩周上臂　术者用单手掌、双手掌或多指揉肩关节周围及上臂数分钟；然后用一手握伤肢前臂并托起肘部，将上臂外展并前后活动肩关节，同时用另一手小鱼际或掌指关节在肩部周围及上臂施滚法5分钟左右。

3. 揉拨肩胛周围　术者一手固定患者肩部，另一手鱼际或掌根部自肩胛骨脊柱缘由上而下揉数遍，拇指拨2~3遍；而后，以食、中、环三指从肩胛骨脊柱缘插入肩胛骨前方拨理肩胛下肌3~5遍，拇指或大鱼际揉、拨肩胛骨腋窝缘数遍。

4. 按摩俞穴痛点　术者用双手拇指对压中府、天宗、肩贞、肩内俞，拇指重揉压肩处俞穴、秉风、巨骨、缺盆、肩髃，揉拨极泉及肩部痛点各半分钟左右。

5. 被动摇肩部　术者站在患侧，一手扶住患肩，另一手握住其腕部或托住肘部，以肩关节为轴心做环转摇动，幅度由小到大。接着术者站于患者背后，用腹部紧贴患者背部以稳住其身体，然后用一手扶住患肩，另一手握住患肘向健侧肩关节方向扳动。本法适用于肩关节活动功能障碍明显者。

6. 理劈手部　理掌背及五指后，嘱患者上臂向前侧方平举，将五指用力分开，术者一手握住患者腕部，拇指抵住其掌腕部，另一手掌平直，四指并拢，用手掌尺侧面劈击患者四指缝。

7. 抖上肢　术者站在患侧前方，用双手握住患肢手腕部。慢慢向上提起，并同时做牵拉抖动。提抖时要求患肢充分放松，提抖频率要快，幅度逐渐增大。

8. 搓上肢　从肩部到前臂反复上下搓动，以放松肩关节。本法常作为肩部治疗的结束手法。

【功法处方】

练功是内功推拿治疗肩关节周围炎的重要手段之一。患者可选择少林内功站裆势结合乌龙钻洞、顶天抱地、霸王举鼎、凤凰展翅等动作锻炼，以后逐渐加强马裆势、弓箭裆势的锻炼，并可配合双龙搅水或双虎夺食等双人锻炼。每天早晚各锻炼1次，每次30分钟左右，以能耐受为度。

【注意事项】

1. 推拿治疗必须因人而异，循序渐进，不可操之过急。

2. 患者自我锻炼在肩关节周围炎的防治中具有重要的作用。早期介入并持之以恒，效果更好。

3. 治疗期间注意保暖和休息，避免负重和劳累。

十八、膝关节骨性关节炎

膝关节骨性关节炎又名膝关节增生性关节炎、肥大性关节炎、老年性关节炎。在人体关节中，膝关节除要支撑全身重量外，还要做站立、下蹲、跳跃、跑步、行走等动作，活动十分频繁，最易发生磨损，所以膝关节骨性关节炎很常见。原发性退行性膝关节炎是生理上的退化作用和慢性积累性关节磨损的结果，临床以中老年发病较普遍，尤以50~60岁最多见，女性较多。

【诊断要点】

1. 病史　有膝关节反复劳损或创伤史。

2. 症状 膝关节疼痛，逐渐加重。初起疼痛为阵发性，后为持续性，劳累、夜间或活动时更甚，上下楼梯疼痛明显。膝关节活动受限，甚则跛行。少数患者可出现交锁现象或膝关节积液。关节活动时可有弹响、摩擦音，部分患者关节肿胀，日久可见关节畸形。

3. 体征与检查 膝髌处有明显压痛，股四头肌可见萎缩。髌骨研磨试验阳性。实验室检查：血、尿常规均正常，血沉正常，抗"O"及类风湿因子阴性，关节液为非炎性。X线片可见胫、股骨内外髁、髁间棘增生及髌韧带钙化。

【治则】
舒筋通络，活血化瘀，松解黏连，滑利关节。

【手法】
滚法、按揉法、弹拨法、屈伸法、摇法、擦法。

【取穴】
膝髌周围、鹤顶、内外膝眼、阳陵泉、血海、梁丘、伏兔、委中、承山、风市等。

【操作】
以下肢部为主施内功推拿常规套路操作，并选择下述方法进行针对性的操作。

1. 膝前松解手法 患者仰卧位，先以滚法施术于大腿股四头肌，重点在髌骨上部，约5分钟，并按揉鹤顶、血海、梁丘、伏兔等穴，每穴1分钟。以按揉与弹拨法交替作用在髌韧带、内外侧副韧带，重点在鹤顶、内外膝眼、阳陵泉、血海、梁丘等穴周围进行治疗，并提拿髌骨。

2. 膝关节屈伸法 患者仰卧位，屈髋屈膝，术者一手在膝部施以滚法操作，另一手握持小腿远端，配合膝关节的屈伸、旋转等被动活动。

3. 膝后松解手法 患者俯卧位，先以滚法施术于大腿腘绳肌、小腿腓肠肌，重点在腘窝周围，约5分钟，并按揉委中、承山、委阳等穴，每穴1分钟。以按揉与弹拨法交替作用在腓肠肌内外侧头、腘肌表面，以酸胀为度。

4. 膝关节屈伸法 患者仰卧位，屈髋屈膝，术者一手在膝部施以滚法操作，另一手握持小腿远端，配合膝关节的屈伸、旋转等被动活动。最后，擦患膝周围，可配合冬青膏等介质，以透热为度，作为结束手法。

【功法处方】
练功是内功推拿治疗膝关节骨性关节炎的重要手段之一。患者可选择少林内功站裆势或坐裆势锻炼，也可选择推把上桥或箭腿压法双人锻炼。每天早晚各锻炼1次，每次30分钟左右，以舒适为度。

【注意事项】
1.在日常生活和工作中，纠正不良姿势，不宜行走太累，勿使膝关节过度疲劳。
2.注意休息和局部保暖。
3.减轻膝关节的负荷，避免膝关节过度运动。膝关节肿痛严重者，应予休息。坚持每日做膝关节的主动屈伸和旋转活动。

十九、痛经

妇女在行经前后，或正值行经期间，小腹及腰部疼痛，甚至剧痛难忍，常伴面色苍白、头面冷汗淋漓、手足厥冷、泛恶呕吐等症，并随着月经周期发作，称为痛经，亦称"经行腹痛"。

现代医学认为，原发性痛经多见于青年妇女，自初潮起即有痛经，与植物神经功能紊乱、子宫痉挛收缩有关。亦可由于子宫发育不良、子宫颈狭窄、子宫过度屈曲等影响经血畅行而致。继发性痛经常继发于生殖器官器质性病变，如炎症、子宫肌瘤或子宫内膜异位症等。推拿治疗主要适用于原发性痛经，对于继发性痛经者应在治疗原发疾病的基础上采用推拿治疗缓解痛经。

【诊断要点】

本病的特点是经行小腹疼痛，并随月经周期而发作。根据疼痛的时间、性质，辨其寒热虚实。一般经前、经期痛者属实，经后痛者属虚。痛时拒按属实，喜按属虚。得热痛减为寒，得热痛剧为热。痛甚于胀，血块排出疼痛减轻者为血瘀，胀甚于痛为气滞。绞痛、冷痛属寒，刺痛属热。绵绵作痛或隐痛为虚。

【辨证分型】

1.气滞血瘀 经期或经前小腹胀痛，行经量少，淋漓不畅，血色紫暗有瘀块，块下则疼痛减轻，胸胁、乳房作胀。舌质紫暗，舌边或有瘀点，脉沉弦。

2.寒湿凝滞 经前或经期小腹冷痛，甚则牵连腰脊疼痛，得热则舒，经行量少，色黯有血块，畏寒便溏。苔白腻，脉沉紧。

3.气血虚弱 经期或经净后，小腹绵绵作痛，按之痛减，经色淡，质清稀，面色苍白，精神倦怠。舌淡苔薄，脉细弱。

【治则】

治疗痛经的原则是以"通调气血"为主。如因虚而致痛经者，以补为通；因气郁而致血滞者，以行气为主，佐以活血；因寒湿凝滞而引起瘀滞不通者，以温经化瘀为主。

【手法】

摩法、按法、揉法、一指禅推法、擦法等。

【取穴】

气海、关元、章门、期门、子宫、肾俞、八髎、肝俞、膈俞、脾俞、胃俞、足三里、三阴交、地机等。

【操作】

按照腹部、腰背部、下肢部的顺序实施内功推拿常规套路的操作，并选择下述方法进行针对性的操作。

1.卧位 医生坐于患者右侧，先以顺时针方向摩小腹约5分钟，再按揉气海、关元、子宫等穴，每穴约1分钟。

2.俯卧位 用一指禅推法或滚法在腰部脊柱两旁及骶部治疗，然后按肾俞、八髎穴使之有酸胀感为度，再擦八髎穴使之有温热感。

3.坐位 在两大腿内侧，用轻缓的手法揉、摩，配合按揉下肢足三里、三阴交、地机等穴，以酸胀为度，时间约 5 分钟。

【辨证加减】

1. 气滞血瘀　按揉章门、期门、肝俞、膈俞，每穴约半分钟，并拿血海、三阴交，以酸胀为度。

2. 寒湿凝滞　直擦背部督脉，横擦腰部肾俞、命门，以透热为度；重按揉血海、三阴交，每穴约 1 分钟。

3. 气血虚弱　直擦背部督脉，横擦左侧背部，以透热为度。摩腹时加揉中脘 2 ~ 3 分钟。加强按揉脾俞、胃俞、足三里，每穴约 1 分钟。

【功法处方】

患者可选择站少林内功裆势结合风摆荷叶、怀中抱月等动作锻炼，以后逐渐加强马裆势、弓箭裆势的锻炼，也可选择坐裆势配合意念导引法。每天早晚各锻炼 1 次，每次 30 分钟左右，以汗出或略感疲劳为度。

【注意事项】

1. 推拿治疗一般从月经后 1 ~ 2 天开始，至月经来潮为止，每周治疗 2 ~ 3 次。连续治疗 3 个月为 1 个疗程。一般在经期时，不宜推拿腹部。如经期遇疼痛严重者，可按揉腰骶部的肾俞、命门、八髎、血海、三阴交，时间需延长，至患者疼痛缓解为止。

2. 注意经期卫生，避免剧烈运动和过度劳累，对心情紧张的患者，要消除其对月经的恐惧或紧张情绪，保持心情舒畅、乐观。

3. 经前或经后，要避免辛辣生冷饮食。注意腹部及下肢保暖，避免冷水浴、游泳及坐卧湿地。

二十、月经不调

月经不调也称月经失调，是妇科常见疾病，表现为月经周期、经量、经色等异常，可伴腹痛及其他的全身症状。常见的有经行先期、经行后期、经行先后无定期等。

现代医学认为月经不调与体内雌激素分泌失调、植物神经功能紊乱有关，精神刺激、寒冷、疲劳和某些全身性疾病等，都可以导致此病的发生。病因可能是器质性病变或是功能失常。推拿对功能性月经不调有一定疗效。

【诊断要点】

1. 经行先期　月经先期而至，甚至经行 1 个月 2 次，经色鲜红或紫。伴有烦热、口干渴、喜冷饮等症。舌红苔黄，脉数。

2. 经行后期　月经周期延后，甚达四五十天一次，经色淡暗，畏寒喜热。舌淡，脉迟。

3. 经行无定期　经来先后无定期，经量或多或少，经色或紫或淡，体质虚弱，面色萎黄。舌淡，脉细涩。

【治则】

以通调气血为主。血热者，辅以清热凉血；气虚者，辅以培补元气；寒凝者，辅以温经散寒；气滞者，辅以疏肝理气。

【手法】

摩法、按法、揉法、按揉法、平推法、拿法、分推法、搓法、振法等。

【取穴】

中脘、气海、关元、章门、期门、肾俞、八髎、肝俞、膈俞、脾俞、胃俞、足三里、三阴交、血海等。

【操作】

以腹部、背腰部及下肢部常规手法操作为主。

1. 仰卧位 医生坐于患者右侧，先以顺时针方向摩小腹约 5 分钟；再按揉气海、关元穴，每穴约 1 分钟。

2. 俯卧位 用按揉法或滚法在腰部脊柱两旁及骶部治疗，然后用按法于肾俞、八髎穴使之有酸胀感为度；再擦八髎穴使之有温热感。

3. 坐位 用轻缓的手法揉、摩，配合按揉下肢足三里、三阴交、血海、阴陵泉穴，以酸胀为度，时间约 5 分钟。

【辨证加减】

1. 血热型 按揉大椎穴，并擦该部以热为度；点按曲池、神门穴各 1 分钟，搓擦涌泉穴 1 分钟。

2. 气虚型 全腹顺时针用摩法操作 5 分钟，再以手掌振颤关元穴 1 ~ 3 分钟。

3. 寒凝型 拿肩井穴 5 ~ 10 次，沿脐以掌分推腹部，以热为度。

4. 气滞型 点按膻中穴 1 分钟，按揉章门、期门穴，并搓擦两胁肋。

【功法处方】

患者可选择少林内功站裆势结合风摆荷叶、怀中抱月等动作锻炼，以后逐渐加强马裆势、弓箭裆势的锻炼，也可选择坐裆势配合意念导引法。每天早晚各锻炼 1 次，每次 30 分钟左右，以汗出或略感疲劳为度。

【注意事项】

1. 经期要注意休息，保证充足睡眠。

2. 保持良好的情绪，避免强烈的精神刺激。

3. 注意保暖，防止受寒，一定要注意经期勿冒雨涉水，尤其是小腹不要受凉。

4. 加强营养，增强体质。

二十一、乳痈

乳痈是乳房部急性化脓性疾病，一般发生在妇女哺乳期，其中尤以初产妇为多见。初起乳部焮红肿痛，同时伴有发热、恶寒、头痛等全身症状，日久化脓溃烂。乳痈发于妊娠期称为内吹乳痈，发于哺乳期称为外吹乳痈。多数患者是哺乳期的妇女，发病率占产妇的 1%，以初产妇为多见，好发于产后第 3 ~ 4 周。现代医学之急性化脓性乳腺炎属于乳痈范畴。乳痈是个常见病，发病后妨碍产妇健康，也影响哺乳，以至影响婴儿健康，故应积极预防。推拿治疗一般在乳痈初起尚未成脓时为好。

【诊断要点】

1. 郁乳期 乳房部肿胀触痛，皮肤微红或不红，肿块或有或无，乳汁排泄不畅，恶寒，发热，骨节酸痛，胸闷，呕吐，口渴。舌苔薄黄，脉浮数或弦数。

2. 酿脓期　肿块逐渐增大，硬结明显，继而皮肤焮红，若高热不退，有持续性、搏动性疼痛，此为化脓征象；发热、疼痛连续 10 余天不见减轻，硬块中央渐软，按之有波动感时，是成脓阶段。

3. 溃脓期　破溃出脓后，一般体温正常，肿痛消减，逐渐愈合。

【治则】

乳痈初起的推拿治疗以活血化瘀，疏肝清胃为原则。治疗本病时手法宜轻快柔和，运用手法时宜先从周围着手，逐步移向乳房中央，可同时配合热敷法。

【手法】

擦法、摩法、揉法、按法、提拿法。

【取穴】

天溪、食窦、屋翳、膺窗、乳中、乳根、中脘、天枢、气海、肝俞、脾俞、胃俞、合谷、肩井、足三里、三阴交、血海等。

【操作】

内功推拿对本病的治疗以胸腹部、腰背部及四肢部操作为主。

1. 胸腹部　擦患者胸上部、肝区、脾区及少腹部，以温热为度；然后按揉患部，以患侧天溪、食窦、屋翳、膺窗、乳中、乳根为主，辅以摩腹和按揉中脘、天枢、气海等穴。随后挤按乳房，促使排乳。若有排乳不畅，则揉乳房周围，可配合吸乳器。

2. 乳房局部　先以四指掌面环形按揉乳房基底部周围，并逐渐向乳头方向移动操作；然后以掌根向内上方推托乳房外下部 10 次左右，接着用五指指腹轻轻抓揉乳房 10 ~ 20 次，并以掌托住乳房轻轻振抖 1 分钟；最后一手托住乳房，另一手四指分开，顺乳腺管排列方向从乳房根部向乳头方向抓梳 3 ~ 5 分钟。并顺势捏揉乳头，横向、纵向分推乳晕部。

3. 背部　可以配合按揉肝俞、脾俞、胃俞，以感觉酸胀为度；直擦脊柱两侧膀胱经，重点在第 4 胸椎至第 12 胸椎背部，以透热为度。

4. 四肢部　用中指或拇指按揉足三里、三阴交、血海等穴，每穴按揉 1 分钟左右，以酸胀为度。在上肢部操作时配合按少泽、拿合谷等穴；有恶寒者可配合提拿风池、肩井。

【功法处方】

患者可选择站少林内功裆势结合风摆荷叶、怀中抱月等动作锻炼，以后逐渐加强马裆势、弓箭裆势的锻炼，也可选择坐裆势配合意念导引法。每天早晚各锻炼 1 次，每次 30 分钟左右，以汗出或略感疲劳为度。

【注意事项】

1. 怀孕后期及分娩后，孕妇要经常按摩乳房，以促进乳管通畅，防止乳汁淤积。

2. 每日按时哺乳，养成良好习惯，哺乳前后保持乳房清洁，注意婴儿口腔清洁，不可含乳而睡。若乳头破残裂，应及早治疗。

3. 哺乳时宜避免露乳当风，注意胸部保暖，哺乳后应轻揉乳房。

4. 断乳时应逐渐减少哺乳时间，再行断乳。

二十二、近视

在不使用调节器的情况下，5 米外的平行光线在视网膜前聚集成焦点，而视网膜上的物像模糊不清，这一屈光状态称为近视眼。远视力下降，近视时正常。按近视程度可分为轻度近视、中度近视和高度近视。中医称本病为"能近怯远证"。

【诊断要点】

远看不清楚，喜欢把书报置于近眼前阅读，如在 –3.0 屈光度以下的轻度近视，眼底与玻璃体可正常。中度近视与高度近视常并发玻璃体变性、液化、混浊，患者眼前呈黑影飘动，状如蚊蝇，故名飞蚊症。近视眼的前后轴延长，可呈现眼球凸出的外貌。近视眼如不戴眼镜，在近距离工作或阅读时，易产生肌性眼疲劳，出现视物双影、眼胀痛、头痛、恶心等症。

1.肝肾亏虚 目视昏暗，眼易疲劳，视力减退，进展期则表现为双目疼痛，伴腰酸乏力、头晕耳鸣等症。舌红，脉沉细。

2.脾胃虚弱 视物模糊，双目疲劳，眼痛、前额痛、视力下降，神疲乏力，手足欠温，纳食减少，大便溏薄。舌质淡，脉软弱。

3.心气不足 视近清楚，视远模糊，瞳仁无神，视力减退，面色无华，可伴心悸不宁、失眠心烦、气短乏力。舌尖红少苔，脉微弱或兼歇止。

【治则】

疏经通络，解痉明目。肝肾亏虚者，治以滋补肝肾；脾胃虚弱者，治以补益脾胃；心气不足者，治以养心安神。

【手法】

一指禅推法、按法、揉法、抹法、拿法、擦法、点法。

【取穴】

太阳、阳白、印堂、睛明、攒竹、鱼腰、丝竹空、四白、养老、合谷、阳陵泉、光明。

【操作】

1.患者仰卧位，双目微闭，术者坐在患者右侧。术者用一指禅推法从右侧太阳穴处开始，慢慢地推向右侧阳白穴，然后经过印堂、左侧阳白穴，推到左侧太阳穴处为止。再从左侧太阳穴开始，经左侧阳白、印堂、右侧阳白穴，到右侧太阳穴为止，反复操作 5 ~ 6 遍。用双手拇指端或中指端轻揉双侧睛明、攒竹、鱼腰、丝竹空、太阳等穴，每穴 1 ~ 2 分钟。用双手拇指指腹分抹上下眼眶，从内向外反复分抹 3 分钟左右。

2.鱼际揉目，两手掌心相对，以两手掌拇指后方丰隆处"鱼际"侧缘的最高点贴向内眼角，然后沿眼缝轻轻地向外擦至太阳穴。

3.用拇指指端按揉养老、合谷、阳陵泉、光明等穴，每穴 1 ~ 2 分钟。

【辨证加减】

1.肝肾亏虚 拿风池穴 3 分钟左右；指按揉肝俞、肾俞各 1 ~ 2 分钟；横擦肾俞、命门，以透热为度。

2.脾胃虚弱 指按揉脾俞、胃俞、中脘各 1 ~ 2 分钟；点按足三里、三阴交各

1 ~ 2 分钟，以酸胀为度。

3. 心气不足 按揉心俞、膈俞各 1 ~ 2 分钟；点按神门、内关各 1 ~ 2 分钟，以酸胀为度。

【功法处方】

练功是内功推拿治疗近视的重要手段之一。患者可选择少林内功站裆势结合前推八匹马、乌龙钻洞等动作锻炼，并可配合近观远望、抡臂转睛等增视功动作锻炼。每天早晚各锻炼 1 次，每次 30 分钟左右，以汗出或略感疲劳为度。

【注意事项】

1. 注意用眼卫生，保持正常视距，不在光线不足或忽明忽暗的环境下工作或读书。
2. 注意改变长期间的持续阅读和不良的用眼习惯。
3. 推拿治疗能消除视觉疲劳，提高视力，但需要坚持治疗，持之以恒。

二十三、湿疹

湿疹是一种由多种内、外因素引起的具有多形性皮损和渗出倾向的炎症性、变态反应性常见皮肤病。可发生于任何年龄、任何部位、任何季节，但常在冬春季复发或加剧，且以先天禀赋不耐者为多。本病病因复杂，易反复发作，根据湿疹的病程分为急性、亚急性和慢性三类。急性湿疹以丘疱疹为主，有明显渗出倾向；亚急性湿疹以丘疹、结痂、鳞屑为主；慢性湿疹以苔藓样变为主。中医认为湿疹发病多与精神因素有关，患者多在精神紧张、劳累过度、情绪波动或食用辛辣食物及饮酒后发病。湿疹是一个以脾气虚弱为本、湿热内蕴为标，虚实夹杂的疾病。湿邪贯穿疾病的整个过程，在推拿治疗过程中，无论哪一个阶段、哪一个证型都要注意健脾理胃。

【诊断要点】

临床上以反复发作的瘙痒及对称分布的多形性皮肤损害为主要表现，其特点是皮疹对称分布，多形损害，剧烈瘙痒，有渗出倾向，反复发作，易成慢性病程等。

1. 湿热型 皮肤瘙痒剧烈、有水疱、糜烂、边界弥漫，伴胸闷纳呆，小便黄赤，大便秘结。苔薄黄腻，脉滑数。

2. 血热型 皮肤起红斑水疱，瘙痒极甚，渗液较少，皮损以红斑、丘疹、抓痕、血痂为主。大便干，小便黄赤。口干舌红，脉细数。

3. 湿阻型 瘙痒显著，渗液较多，疹出色暗、淡红或不红，局部有丘疹水疱，常伴纳呆、面色萎黄、大便溏、尿黄。舌苔白腻，脉濡滑。

4. 血燥型 有明显瘙痒，皮损粗糙肥厚角化或破裂，表面可有抓痕、血痂，颜色暗或呈色素沉着，反复发作，长年不愈。舌质淡胖、苔白，脉沉缓或滑。

【治则】

清热解毒、健脾燥湿、祛风止痒为主。

【手法】

一指禅推法、按揉法、拿法、擦法、摩法、振法、棒击法。

【取穴】

以脾经、胃经、任脉及膀胱经腧穴为主。

【操作】

按头面部、躯干部、四肢部的顺序实施内功推拿常规套路的操作，然后采取下述操作。

1. 头面部操作 患者取坐位，术者站于患者前方，用一指禅推法于以下三条线路各操作 3 ~ 5 遍（①印堂→神庭→头维→太阳→眉弓→印堂；②∞字推法，推眼眶；③睛明→迎香→地仓→颊车→下关→太阳→眉弓→睛明）。

用拇指螺纹面按揉百会及四神聪穴；用拇指偏峰在头两侧足少阳胆经的循行部位，从前上方向后下方推动，每侧操作 20 余次；用五指从头顶拿到枕后，在风池穴处改用三指拿法，沿颈椎两侧向下至大椎水平，反复操作 3 ~ 5 遍，最后用双掌合枕至颈项部。上述操作完毕后，令患者挺胸，上肢自然下垂，上下齿自然闭合，术者站在患者前方，左手扶住患者颈部，右手持桑枝棒击打百会 3 ~ 5 下。

2. 躯干部 直擦背部督脉、膀胱经以透热为度，后按压脊柱两侧夹脊穴，双手拇指揉压风门、肺俞、心俞、脾俞各 1 分钟；直擦胸部肺经、胃经、任脉，以透热为度；按揉上脘、中脘、下脘、神阙、天枢、气海、关元各 1 分钟，手法宜轻柔；摩腹部 6 分钟，逆时针方向操作，顺时针方向移动；掌振腹部约 2 分钟。

3. 四肢部操作 拿两肩井约 1 分钟，使患者有轻松舒适感为宜；双手拇指按压血海、梁丘、阴陵泉、足三里、丰隆、涌泉等穴；桑枝棒击打涌泉 3 ~ 5 下。

【功法处方】

患者可选择少林内功站裆势结合风摆荷叶、怀中抱月等动作锻炼，也可选择坐裆势配合意念导引法。每天早晚各锻炼 1 次，每次 30 分钟左右，以汗出或略感疲劳为度。

【注意事项】

1. 避免接触可诱发湿疹的因素，如染料、花粉、油漆、洗洁精等；忌用热水烫洗、过度搔抓，宜穿棉质内衣；避免使用碱、肥皂或部分化妆品等会导致皮肤更干燥的致敏物；常换洗衣物及被子。

2. 饮食宜清淡，宜食水果，忌食辛辣，戒烟酒。

3. 湿疹的发生与个性及不良的心理状态有关，注意解除患者思想顾虑，树立患者治愈湿疹的信心；剧烈的瘙痒程度和患病部位在不同层次上影响患者的日常活动和睡眠，使患者容易产生负面情绪，为避免精神紧张和过度劳累，应鼓励患者参加一些体育活动以促进身心健康，建立良好的心理健康状态，以减少对精神、心理及躯体造成的伤害。

第六章　现代研究进展 ▷▷▷▷

第一节　对运动系统的影响

内功推拿是在武术界练武后的整复活动和治疗练武中发生的内外损伤的基础上发展起来的推拿学术流派，在治疗运动系统各类疾病方面有着独特的优势。内功推拿有别于一般的推拿治疗，它是以指导患者练习少林内功配合内功推拿手法来治疗疾病的，除手法外，少林内功的习练对于运动系统的影响也较为显著。

一、内功推拿治疗运动系统相关疾病的临床研究

1. 颈椎相关疾病　颈椎病是临床较为常见的一类运动系统性疾病，内功推拿治疗颈椎病主要针对颈型、椎动脉型、神经根型及交感神经型等。徐凌哲应用内功推拿手法联合颈椎推拿治疗椎动脉型颈椎病 50 例，总有效率达 98%。内功推拿治疗过程分为 6 步：①开天门 24 次；②推坎宫 24 次，并点按相应穴位；③拿五经 3～5 遍，并点按风府、风池等穴；④推桥弓 3～5 遍；⑤扫散头两侧胆经 5～7 遍；⑥点按百会、角孙、大椎、肝俞等穴，并擦膀胱经及腰骶部。王顶良采用内功推拿手法治疗椎动脉型颈椎病 119 例，有效率为 100%。治疗过程分为 3 步：①头颈背部推拿：四指拿、点压、按揉压痛点及局部腧穴；斜扳颈椎；顶托引颈；五指拿头部，推膀胱经，击百会及大椎，提拿肩井等。②头面部推拿：分推前额、眉弓，分迎香、人中、承浆，合头颞、颈项部，扫散颞侧部。③肩臂部推拿：平推手三阴三阳经；拨极泉；拿小海、曲池等穴；理掌背、劈指缝、搓抖上肢等。柴相辰应用推拿治疗神经根型颈椎病，针对肩臂部采用了内功推拿，包括拿三角肌，弹拨极泉、小海穴，理掌背、五指，劈指缝，掌击拳部，搓、抖上肢等。

2. 胸椎相关疾病　掌按法是内功推拿流派用以舒筋整骨的一种常用手法。张文才采用掌按法矫正胸椎小关节错位，具体操作方法为：患者俯卧位，术者两手掌相叠置于患处胸椎，做一突发的用力下按动作，一般可闻及弹响声。掌按法的特点是手法简便，效果显著。对掌按法的要求有二点：一要心明手巧，即达到"机触于外，巧生于内，手随心转，法从手出"；二是手法的作用部位、方向力求准确。

3. 腰椎相关疾病　彭巍用内功推拿治疗 12 例腰椎滑脱患者。首先于患者腰骶部施以掌根按、揉、点法；其次于腰腿部选取肾俞、关元俞、环跳等穴进行点揉，之后采用平推法反复施术于督脉、膀胱经及病变部位；最后采取正骨手法，患者仰卧屈髋屈膝，

双手交叉抱紧双膝,术者抓握患者胫骨粗隆向其腹部做按压冲击推动 5～6 次。最终治愈 6 例,显效 3 例,有效 2 例,无效 1 例,总有效率为 91.7%。管政采用以内功推拿为主,配合气功导引、针刺等治疗腰椎间盘突出症 100 例,有效率为 98%。在针刺及外气导引法后行内功推拿法。首先患者仰卧位:掌根揉患者腰背部,继以掌平推膀胱经,再以肘推压膀胱经,空掌拍击患者腰骶,之后做腰部后伸扳法;其次患者侧卧位:针对病变棘突做腰部扭转法;最后患者仰卧位:拿髀关,一指禅推阴市、梁丘、阴陵泉等下肢穴位,再牵抖患肢。王勇将 90 例非特异腰痛患者随机分为 2 组,对照组采用内功推拿联合点按髂脊角,治疗组在对照组基础上联合倒走锻炼。结果:治疗组 VAS 评分、CRMDQ 评分均降低,且治疗组优于对照组。内功推拿方法如下:直推背部督脉及膀胱经;重点点按肾俞、大肠俞、气海、关元等穴;肘拨并点压八髎;掌或拳击背部;擦肾俞、八髎。

4. 上肢相关疾病 宋文欣采用内功推拿加浮针治疗肱骨外上髁炎 50 例,首先在疼痛部位施以振法及点按法,然后施以弹拨法,最终痊愈 42 例,5 例有效,3 例好转。内功推拿通过手法的机械能作用转化为热能的综合作用,可使毛细血管扩张,增加局部皮肤和肌肉的营养供应,使肌肉及神经营养得以改善,并能促进损害组织的修复;手法持续弹拨挤压,亦可加快血液循环和淋巴循环,加以适当被动活动以增加肌肉伸展性,促使被牵拉的肌肉放松,肌肉黏滞性减小,松解粘连,达到消除疼痛目的。

此外,棒击法作为内功推拿流派独具特色的手法,亦有学者对其做了专门研究。如肖文贵对棒击法的临床应用做了总结,其中针对腰骶部疼痛、下肢麻木的患者,可用桑枝棒横击腰骶部;针对膝关节风湿疼痛、屈伸不利的,可轻击髌韧带两侧;针对腓肠肌痉挛,小腿胀痛麻木的,可棒击小腿后部。密琳等对桑枝棒的具体制作方法及使用方法做了阐述。

二、少林内功功法训练对运动系统影响的基础研究

少林内功强调运用霸力,通过关节的拮抗肌同时做强制性静力收缩的运动方式,来提高肌肉力量和耐力。所谓"静力",是指在运动过程中,肌肉长度不发生改变,使该处肢体位置保持相对不变,是与"动力"相对而言的。静力功法训练与跑步、游泳等动力练习有所不同,是专门增加某一位置的肌肉力量而练习的。

习练少林内功时,通过两手的螺旋翻转,使各部肌肉、韧带伸展收缩,增强了上肢关节的稳定型;通过下肢裆势的习练,强调持续进行等长性肌肉收缩,使下肢肌肉、韧带都得到了全面锻炼。这在功法静力性练习的动物模型研究中也得到了证实:适量的静力性功法训练能使大鼠肱二头肌、腕长伸肌的线粒体体积、数目明显增加,肌丝增粗,肌浆网发达,肌肉力量提高。而功法的静力训练结合推拿手法,可以显著提高老年大鼠骨骼肌蛋白质,降低尿肌酐及 3-甲基组氨酸的排出量,提示静力训练结合推拿手法可以抑制骨骼肌蛋白质合成分解的异常状态,延缓骨骼肌的增龄性退变。也有研究者通过观察心率、无氧阈值、最大摄氧量等指标,证实静力推拿功法训练能提高局部肌肉的专门适应性。

练功有明显提高肌力的作用。练功后，与推拿有关的上下肢肌肉围度显著增加，提示这些肌肉的绝对力量增加，能满足推拿手法在临床应用中有力、深透的要求。大学生通过习练少林内功12周后，其仰卧起坐、坐位体前屈成绩显著提升，表明少林内功可增强练习者腰腹部肌肉力量，对肌耐力产生影响。也有研究表明，练功可以明显提高男生上肢持续肌耐力，但对男女生握力绝对力量没有影响。膝骨关节炎患者的屈膝、伸膝肌力下降，又因关节疼痛而缺乏运动引起肌肉萎缩，少林内功可增强下肢伸屈肌群的肌肉力量和耐力，提高肌肉的韧性和伸展性，改善患者腿部肌肉萎缩、肌张力过高等症状以及关节活动度。脑卒中偏瘫患者通过6周马裆势训练，其平衡功能和步行能力得到了明显改善。坚持马裆势锻炼可提高患者患侧下肢的负重能力，有利于重心分布对称，提高步行的稳定性，调整失衡状态。

总之，内功推拿对于运动系统影响的研究取得了一定进展，尤其是功法方面，少林内功增强肌力的作用得到了进一步的证实。但是，应用内功推拿手法治疗运动系统相关疾病的临床研究较为薄弱，且作用机理不够明确。此外，将内功推拿手法结合功法治疗运动系统疾病的相关研究更少，这些方面都有待于进一步加强和完善。

第二节　对呼吸系统的影响

内功推拿最初是以治疗肺结核为主要目的，以后逐渐扩展到其他肺系疾病，乃至内、妇、伤等众多杂病，而少林内功本身也被认为是一套很好的提高肺功能的功法。已有研究发现，经过6个月少林内功锻炼后，受试者第1秒呼气率、最大呼气中段流速、每分钟最大通气量等指标均有提高，表明少林内功锻炼可以增强肺泡弹性和呼吸肌力量，降低气道阻力，进而提高呼吸效率。

还有研究报道，锻炼少林内功时，练功肺的换气量显著增加，呼吸效率明显提高。该研究以对一名有40年以上少林内功锻炼史受试者为研究对象，连续监测受试者的站裆势5分钟内的摄氧量、心率、肺换气量、呼吸次数以及主观运动强度。而且于少林内功练习前、后即刻以及收功10分钟后，测定血压和血乳酸值。结果发现，在心率与摄氧量方面，锻炼时的数值要比安静初期值增加2～3倍，但是收缩期血压只上升10mmHg左右。练习中的肺换气量要比安静初期值增加约2.5倍，摄氧量有显著增加。众所周知，增加摄氧率，必须增加与单位摄氧量有关的肺换气等量。而换气等量通常被作为呼吸功率的指标而得到应用，因为本试验中观察到在练习中的换气等量的增加，可以认为少林内功与增加呼吸效率有关。

研究发现，推拿练功后机体闭气时间显著上升，呼吸有效性明显提高。少林内功锻炼可以调整呼吸深度和频率，改善肺呼吸功能。少林内功锻炼对肺活量的影响也非常明显，练习者的肺功能得到改善，肺活量、每分钟最大通气量均显著增大，锻炼时呼吸运动加强。胸式呼吸和腹式呼吸相结合，尤其腹式呼吸可加大膈肌的收缩与舒张，而使横膈上升下降幅度加大，不断改变胸压和腹压，使呼吸器官得到充分的血液供应，进而改善其功能。肺活量反映人体呼吸系统最大工作能力，它的大小反映了肺的容积和肺的扩张能力，是衡量人体健康状况的重要标志。少林内功使肺活量显著增大，主要与呼吸肌的发达，肺及胸廓的弹性强度有关。

少林内功锻炼时，要求"外紧内松"，即四肢运用霸力，静力性收缩，达到形体紧张而呼吸自然。通过内功推拿治疗后，可以促使人体呼吸深而慢，能保持和提高肺部弹性，使人体胸廓范围扩大，肺活量增加，对呼吸系统有很好的调理作用，对提高人体最大摄氧量非常奏效。

《第四次全国推拿学术交流论文集》中有文献指出，少林内功锻炼通过改善大小气道的氧供和给氧情况，以增强大小气道代谢，从而提高大小气道功能；通过改善胶原及弹性纤维的状态，调节表面活性物的分泌，以改善肺泡及大小气道功能；通过提高呼吸肌力量，共同改善肺功能等。这些理论推测有待于进一步研究证实。《第十三次全国推拿学术年会论文集》中有文献针对内功推拿治疗慢性阻塞性肺病的概况做了总结，提出用推拿手法治疗结合内功功法锻炼可增强患者脏腑功能，畅通经络，充沛气血，提高患者自身的整体功能和抗病能力，是治疗慢性阻塞性肺病的安全、有效、简单手段。

第三节　对循环系统的影响

内功推拿治疗时，要求练习少林内功。该功法练习时，强调以力贯气，蓄劲于指端，气贯四肢，力达腰背，气随力行，注于经脉，使气血循行畅通，荣灌四肢九窍、五脏六腑，达到气血充盈。如做霸王举鼎、前推八匹马、倒拉九头牛、风摆荷叶等动作练习时，患者用劲向上、向前、向两侧、向内等方向合力，引导气血运行。少林内功具有宽胸理气、畅达营卫气血的功效，可以表现为改善心功能和心血管功能。

现代研究发现，习练少林内功可调节性腺分泌功能，雌二醇/血清睾酮的比值显著降低，血清睾酮/黄体生成素比值显著提高，提示可能对老年多发病、动脉粥样硬化及冠心病的防治产生良好的影响。在一定范围内，心率变化量与静力性下肢档势练习时间呈线性关系，得出少林内功训练可以提高机体心血管功能、肺功能；研究发现，中老年人通过少林内功练习能让受试者在练功过程中的最大心率、平均心率以及练功后即刻心率较练习前有下降趋势，提示其有一定提高中老年人心血管功能的作用；练习少林内功可显著降低老年人血清胆固醇浓度，改善中老年人的胆固醇代谢，使血中 LDL 水平下降、HDL 含量增加，有利于预防心血管疾病的发生。有研究显示，练习少林内功前后，高血压患者收缩压和舒张压均有显著性差异，对高血压患者具有较好的疗效。研究发现，练习少林内功时，练功者下肢肌肉群代谢加快，耗氧量增加，心脏前后负荷增加，心率加快。经过长期锻炼，练功者安静状态下心肌每搏输出量增加、PFI 指数升高，表明练习少林内功在一定程度上可提高练功者的心脏功能。以上结果表明，少林内功能增强心肌功能，并通过对性腺分泌功能的调节，使 LDL 水平下降，能改善脑血管壁的弹性，减小脑血流阻力与脑血管紧张度，提高脑部供血量。

少林内功对安静心率的影响非常明显。经过一定时期的规律锻炼后，出现这一变化可能与两个因素有关：第一，系统的有氧运动能提高心迷走神经的兴奋性，心迷走神经属副交感神经，其节后纤维末梢释放的乙酰胆碱能减慢心率；第二，锻炼能提高心肌收缩力，使搏出量增加，可代偿性地引起心率降低。安静心率减慢，能减轻心脏负荷，起到保持旺盛体力、延年益寿的作用。长期进行少林内功运动，可以改善中老年女性血管功能，使中老年人心脏表现出"机能节省化"现象，有利于提高中老年人心血管功能适应能力。

少林内功锻炼对安静血压也有影响。健康成年人的血压随年龄的增长呈逐渐升高的趋势。中老年人由于血管弹性降低、血液黏滞性升高、心率加快等因素的影响，使高血压发病率明显升高。适量的少林内功功法锻炼，能促进血液循环，使血管长时间保持较好的弹性，从而在心室收缩期能有效地缓解动脉血压的大幅度升高，降低收缩压。在一个心动周期中，舒张压主要受心率和外周阻力的影响。

第四节　对消化系统的影响

内功推拿是由武术界的练功和拍打结合治疗跌打损伤的经验逐步发展而成，是中国推拿诸流派中的独特推拿流派之一。内功推拿注重中医基础理论指导临床实践，治疗上强调整体观念，善从脾胃论治，从而达到健脾和胃、扶助正气、调和气血、疏通经络、扶正祛邪、平衡阴阳、增强人体的抗病能力，并以此作为临床治疗疾病的纲领。

在中医学中有"脾胃为后天之本"之说。所谓固本，也就是增强脾胃的作用。中医学认为，脾胃是营卫气血的发源地，五脏六腑、四肢百骸的营养均依靠胃所受纳的水谷精微的供养。胃具有受纳、腐熟水谷的功能，饮食物经口和食道进入胃，在胃内经过胃的蠕动和胃液的拌和，初步消化转变成食糜，下传于小肠。这样的过程，称为腐熟水谷。胃除了有受纳、腐熟水谷的功能，还有通降的作用，饮食经胃腐熟传入小肠，在小肠进一步消化，吸收精微物质，剩余的部分被下行输入大肠，然后排出体外。这样一个受纳、腐熟、消化、吸收、排泄的过程，都是在胃气的通降作用下进行的。

脾具有主运化、主统血的功能。主运化，就是饮食经腐熟后，经过脾的去粗取精，将水谷精微物质上输于肺，然后输布全身，营养各组织器官。脾所运化的水谷精微是化生气血的基本物质。主统血，是脾还具有统摄全身血液，使血液在血管内正常运行的作用。

脾与胃的关系十分密切，又相互影响，但脾胃的功能失常，可出现一系列消化功能障碍的症状，如食欲不振、食后腹胀、恶心呕吐、大便溏薄等。以腹部为主，对足阳明胃经、足大阴脾经及其一些特定穴位的按摩，可以起到健脾和胃的作用。

运用内功推拿进行腹部推拿，能调节中焦气机升降。脾升胃降失调是本病之关键，脾不升清、胃不降浊，则出现诸多病症。胃气不降是引发诸症的直接原因，所以本病的治疗应以和降胃气为主，兼以升提脾气、补益脾气。腹部按摩推拿程序以顺时针摩腹、揉腹为起式，重点点按中脘、天枢、章门、足三里，可促进胃肠蠕动，起到通降腹部气机的作用；大小肠气动之后，再分推胃脘、揉胃脘，以促进胃之蠕动与排空，并可减少胃气上逆之弊，此为通降胃气的主要手法。以神阙为中心揉腹、点按气海、关元及振腹，可补脾气之虚，并振荡下焦元气，激发脾之生发之气，以健脾升阳为主要功用，解决本病脾虚之关键。降中有升，则逆气可降。

第五节　对神经系统的影响

一、功法对神经系统的影响

1979 年，李锡九之子李启文在上海中医学院主办的全国推拿学术经验交流会上撰文把内功推拿作为一个流派提出，将"强调患者练习少林内功和接受推拿手法相结合"作为内功推拿流派的特点。少林内功是内功推拿流派的标志性组成部分，除用于推拿医师自我锻炼强身外，也被用来指导患者练功治病，所有推拿操作都是在患者锻炼少林内功的基础上进行的。研究表明，在少林内功锻炼时，脑血氧维持在正常水平，人体不会因为运动性缺氧而产生不良反应。李强等使用近红外线分光法测定少林内功锻炼者的脑血氧含量，发现练功与安静坐位时相比，脑氧饱和度、平均血红蛋白含量无显著差异，提示少林内功锻炼时脑血氧供应充足。脑血氧含量与脑代谢紧密相关，而脑代谢水平低下会导致精神损害甚至产生抑郁情绪。徐俊等研究发现 6 周的推拿功法的训练能显著降低人的抑郁和焦虑指数，表明脑血氧含量的充足会对练功者的情绪产生积极的影响。

张宏等研究发现，静力性推拿功法训练能提高下丘脑中与 β – 内啡肽合成有关的 POMC 基因的转录水平及血浆中 β – 内啡肽的基础含量。神经系统分泌的 β – 内啡肽能减轻焦虑，抑制疼痛，改善练功者的情绪状况。

功法以心理调节、呼吸吐纳及形体活动相结合，重视意气兼备、形神合一的综合锻炼。长期训练能够通过反馈调节加强精神—神经系统的调控能力。章崇会等探讨了易筋经锻炼对老年人情绪的影响，并与太极拳、形神庄及鹤翔庄等几种其他功法的锻炼作用进行了比较，通过 SAS 量表，发现易筋经锻炼对老年人的焦虑状态的消除有积极作用。王薇等通过比较易筋经训练后学生匹兹堡睡眠质量指数、焦虑指数、抑郁指数的变化。结果发现长期功法训练，能够缓解焦虑、抑郁情绪，提高睡眠质量，改善患者不良情绪及失眠症状。

王松涛采用《智能生理年龄软件》测试证明，功法锻炼组的心算速度、计数、跟踪操作、智能生理年龄有明显改善，其认为推拿功法锻炼是延缓老年人智力减退的一项有效措施。李强等通过观察发现，长期功法训练可使脑组织非常经济地耗氧，在中高程度的运动强度下也能保证大脑的氧合能力。

二、手法对神经系统的影响

因不同手法，用力轻重，操作时间长短，施治部位、经穴之不同，都会对神经系统产生各种不同的影响。

推拿对神经系统有一定的调节作用。手法刺激可通过反射传导途径来调节中枢神经系统的兴奋和抑制过程。例如较强的手法刺激健康人的合谷穴和足三里穴后，发现脑电

图中 α 波增强，说明强手法的经穴推拿能引起大脑皮层的抑制；在颈项部施用有节律性的轻柔手法可使受试者脑电图出现 α 波增强的变化，表明大脑皮层的电活动趋向同步化，有较好的镇静作用，可以解除大脑的紧张和疲劳状态；对脑动脉硬化患者的脑电阻图进行观察，发现治疗后，其波幅增加，流入时间缩短，改善了脑动脉搏动性供血。经研究发现，轻柔的推拿手法可降低交感神经的兴奋性，如颈项部用轻柔手法操作后，脑血流量显著增加；如用肌电图测定颈椎病患者颈部两侧肌肉的放电情况，发现手法治疗后，患者紧张性肌电活动消失或明显减少，故患者常在推拿治疗后感到神清气爽，精神饱满，疲劳消除；用肌电图观察手法治疗急性腰扭伤的患者，其腰部肌肉神经的电生理变化情况，也得出了上述结论。

失眠患者接受推拿治疗时，常常在推拿过程中即可进入睡眠状态；嗜睡患者在推拿后可感头清目明，精力充沛。该现象和推拿手法对神经系统产生的抑制与兴奋作用是分不开的。不同的推拿手法对神经系统的作用也不同，如提、弹、叩击手法起兴奋作用，表面抚摸则起抑制作用。同一手法，若运用的方式不同，如手法频率的快慢、用力轻重、时间长短等，其作用也不同，如轻的、短时间的手法可改善大脑皮层的功能，并通过植物神经反射，调整疲劳肌肉的适应性和营养供求状况；强的、长时间的手法则起相反的效果。

在沿神经走行方向按压时，可使神经暂时失去传导功能，起到局部镇痛和麻醉作用。在缺盆穴处的交感神经星状结处按压，能使瞳孔扩大，血管舒张，同侧肢体皮肤温度升高；按压下腹部和捏拿大腿内侧，可引起膀胱收缩而排尿，尿量增加，机体内的蛋白分解物——尿酸、尿素等同时排出体外，尿中氮的排泄量也随之增加。

各种推拿手法的刺激部位和治疗穴位，大多分布在周围神经的神经根、神经干、神经节、神经节段或神经通道上。手法的刺激作用，可改善周围神经装置及传导路径，可促使周围神经产生兴奋，以加速其传导反射。如振颤法可使脊髓前角炎患者对感应电流不产生反应的肌肉，重新产生收缩反应，已消失的膝腱反射和跟腱反射重新出现。同时手法还具有改善局部血液循环，改善局部神经营养状况，促使神经细胞和神经纤维恢复的作用。另外，手法还具有改变同一节段神经支配的内脏和组织的功能活动，促使其加强或改善的作用。如手法刺激第 5 胸椎，可使贲门括约肌扩张；而刺激第 7 胸椎，则作用相反。

各种手法用力之轻重不同，将对神经产生强弱不同的作用，从而引起不同的反应。例如轻度用力的手法，其刺激作用软弱而柔和，可使中枢神经系统产生抑制且产生轻松舒适之感，具有放松肌肉、缓解痉挛、镇静止痛的作用；重度用力的手法，其刺激作用较强烈，可使中枢神经系统产生兴奋，且产生酸麻胀重感，可促使精神振奋、肌肉紧张、呼吸心跳及胃肠蠕动加快、腺体分泌增强等。过强、过长时间的重度手法虽易使神经兴奋，但很快可转入抑制状态，故患者可有疲劳思睡的感觉。

第六节　对免疫系统的影响

内功推拿是以自我锻炼配合整体推拿治疗来预防和治疗疾病的一种推拿疗法。内功推拿流派强调整体观念，扶正强身，并要求患者练习少林内功的有关功式，结合整体推拿治疗，达到扶正祛邪的功效。

正气健旺则能御邪体外，不受侵袭，维护人体的健康状态；正气虚弱则不能很好地抵御外邪，便容易产生各种疾病。这种正气虚弱的情况，可对应现代医学中的免疫功能低下甚至缺陷。

推拿治疗能通过在人体体表的特定部位进行手法操作而对机体的生理、病理等方面产生影响，其发生变化的基础是作用于机体的神经末梢感受器，通过神经—免疫—内分泌调节的过程，并对人体的免疫功能产生积极的影响，促使人体自我调节，自我恢复，提高机体抵抗病痛的能力。

免疫系统是由免疫器官、免疫细胞、免疫分子组成。研究发现，推拿对于免疫功能的影响是多角度多层次的。临床研究表明，推拿手法对免疫器官、免疫细胞、免疫球蛋白、细胞因子均有不同程度的调节作用，大体上反映出手法治疗能够对免疫功能起到双向调节作用，进而达到对疾病的治疗效果。

一、手法对免疫器官的调节作用

1. 手法对胸腺的调节作用　近期研究均表明，手法可延缓胸腺的衰老过程而调节和影响机体的免疫功能。向谊等采用 2 月龄 SD 雄性大鼠，手法组和对照组各 32 只。每隔 1 个月、2 个月、4 个月、6 个月龄开始分 4 批次分别处死，取胸腺标本称重，并进行组织学观察。结果发现，从 6 月龄开始手法组胸腺重量及胸腺指数与对照组相比均有显著差异。组织学观察，对照组从 4 月龄开始胸腺组织结构即有轻微退变。6 月龄、8 月龄胸腺组织退变更明显。提示胸前按摩可延缓大鼠胸腺增龄性萎缩的衰老过程。黄柏灵等以 2 月龄大鼠为观察对象，大鼠背向上，逆时针胸骨偏上部位按摩，采用透射电镜观察到：按摩至 1 个月（3 月龄时），手法组与对照组大鼠胸腺情况有了一定差异，镜下已见对照组淋巴细胞、上皮性网状细胞胞质及个别毛细血管内皮细胞均有空泡变性，甚至上皮网状细胞胞质中出现脂滴。按摩至 2 个月（4 月龄时）两组差异趋于明显，对照组少数淋巴细胞出现凋亡或退变坏死性改变，上皮网状细胞胞质中空泡增多，少数血管内皮细胞胞质同样出现空泡化，基膜不清。按摩至 4 个月（6 月龄时）按摩组大鼠上皮细胞胞质中可偶见空泡，但淋巴细胞尚发育良好，毛细血管内皮细胞结构正常，此时的手法组 6 月龄大鼠胸腺结构至多仅相当于对照组 3 月龄；而此时的对照组大鼠胸腺除部分淋巴细胞出现凋亡或遇变坏死性改变外，上皮网状细胞及血管内皮细胞胞质中均出现空泡，上皮网状细胞还出现脂肪细胞化，血管内皮细胞基膜疏松、裂解。按摩至 6 个月（8 月龄时）　手法组上皮网状细胞结构及毛细血管内皮细胞结构仍基本完整，而对照组淋巴细胞凋亡或遇变坏死则更为严重。上皮网状细胞变大，胞质中空泡现象更重，上皮网状细胞已趋向上皮样退化转变。两组大鼠各阶段的胸腺／体重比值变化与屯镜超微结构观察结果基本相同。同样让实了按摩可延缓胸腺萎缩。

2. 手法对脾脏的调节作用　脾脏是免疫活性细胞居住、增殖并进行免疫应答的重要基地，是产生抗体的重要器官，在体液免疫中的地位尤为重要。同时，脾脏也是合成分泌吞噬细胞增强激素的重要场所，能增强巨噬细胞和中性粒细胞的吞噬作用。此外，脾脏还能合成分泌干扰素、备解素、补体、细胞因子等多种生物活性物质。冯燕华等采用彩色多普勒超声技术观察背部推拿前后对缺血性心脏病和肿瘤康复期患者脾动静脉血流的影响。患者坐位或左侧卧位，术者站于患者左侧用轻柔的手法拨动左侧膀胱经心俞至肾俞各输穴 10 分钟，捏脊 20 遍，平推左侧膀胱经心俞至肾俞 100 次，共约 15 分钟。结果发现，缺血性心脏病的脾动脉血流量推拿后增加 60.78%，阻力指数下降 4.22%。肿瘤康复期的脾动脉血流量推拿后增加 55.64%，阻力指数下降 3.51%。推测通过增加脾脏血流是推拿按摩增强机体免疫功能的因素之一。詹强等选用 20 只 18 月龄 SD 大鼠，随机分为对照组和治疗组，治疗组给予足部反射区推拿法治疗。各组于实验结束后测定脾脏、垂体的 IL-1β、IL-6mRNA 表达水平。结果，治疗组脾脏 TL-1β、IL-6mRNA 表达水平显著降低；垂体中 IL-1β mRNA 表达水平降低，而 IL-6mRNA 表达未见明显改变。因此认为足部反射区推拿法能够在一定程度上降低 IL-1β、IL-6 水平，其治疗效果的取得，可能与降低脾脏和垂体 IL-1β、IL-6mRNA 表达有关。

3. 手法对淋巴的作用　Emil 和 Esirtd Vodde 在研究淋巴系统生理特性方面花了不少工夫，最终发明了一套手法，用以提高淋巴液的回流速度。经过不断的实践与改进，最终形成了一家一派，并且正式将这种技术命名为"人工淋巴引流术"。Karrie、Osbom 等运用淋巴引流术，通过按摩，提高机体淋巴液的回流速度，改善淋巴管道的疏通状况，加速机体自身废物的代谢和毒素的消除，长期坚持可以提高机体的免疫力。林氏在治疗乳腺炎时，强调了腋窝淋巴在乳房疾病中的重要性。操作手法是：循腋窝用拳顶住腋下淋巴结部位，把前臂往下拉，下部的手法刺激作用于淋巴结可以促使乳房部淋巴液回流至腋窝淋巴结，从而提高炎性物质的吸收速度。Jacksona 研究表明，当季节交替或工作压力、环境剧烈变化等造成亚健康时，针对淋巴系统的保健按摩，将增强淋巴液的回流和代谢，可以帮助人体的免疫系统重建，从而发挥预防感冒的作用。赵正山在预防感冒的手法当中，特别强调对胸部操作的重视，主张用摩法和胸部的推运八卦使胸部温热，用拍法振动、激荡胸腔内外器官。拍法可以震荡深部的淋巴组织，不仅改善了胸部的淋巴回流，还刺激了胸腺的生理功能，从而提高人体的免疫力。

二、手法对免疫细胞的调节作用

免疫细胞，即白细胞，包括淋巴细胞和其他吞噬细胞。其中淋巴细胞是组成免疫组织的基本单位，主要包括胸腺依赖淋巴细胞（T 细胞）、骨髓依赖淋巴细胞（B 细胞）和少部分的自然杀伤细胞（NK 细胞）。淋巴细胞来源于中枢免疫器官，并流向全身的淋巴组织。淋巴细胞的增长、增殖、分化和凋亡受到多种因素的调节，也会由于免疫应答的发生而分泌相应的细胞因子。许多免疫相关疾病，诸如 AIDS、癌症，正是表现在免疫细胞的功能障碍上。

Hillier S L 对推拿疗法治疗 HIV/AIDS 的临床研究进行了系统评价，对 12 个相关的临床研究进行了评估并最终录入四项临床研究。这些研究均体现了推拿疗法对于 AIDS 患者生活质量的显著提升，但是在推拿疗法改善免疫功能方面有分歧。一项研究报道了推拿疗法对免疫功能产生了积极的影响，外周血 CD_4^+T 细胞计数和 NK 细胞计数显著增加，而 CD_4^+T 细胞是 HIV 攻击的主要淋巴细胞，CD_4^+T 细胞数量的上升提示病情的改善。另一项研究报告了在免疫指标方面，推拿组与对照组没有显著区别。这种反差体现了推拿对于免疫功能的干预尚未得到充分的研究，对其化制和规律尚未得到探究。在系统评价的最后，文章提出在进一步更大样本规模的临床研究出现之前，可强烈建议 HIV 感染者接受推拿治疗。Sarath V J 研究了热机械按摩对于人免疫细胞功能的影响，10 名健康志愿者被要求躺在热机械按摩装置上接受按摩治疗，每次 20 分钟，每周 2 次，共持续 8 周。取外周血检测免疫细胞功能。结果显示，经过 16 次治疗后，志愿者外周血中 T 细胞和 NK 细胞占比上升，T 细胞增殖应答显著增加，NK 细胞因子产生显著增加。研究提示，每周 2 次的热机械按摩可调节免疫功能，帮助诸如老龄化或 HIV 患者等免疫功能受损的人群。Diego M 对 24 位 HIV 阳性的青少年进行推拿治疗或渐进性肌肉放松，每周 2 次，共持续 12 周。接受治疗后，两组青少年的焦虑与抑郁情况有所改善，并且 NK 细胞计数有所提升。另外，推拿组还出现了 CD_4^+T 细胞计数和 CD_4^+/CD_8^+ 比值上升。Herandez-Reif M 研究了乳腺癌患者接受为期 5 周的推拿治疗后，焦虑和应激状况得到缓解，并且 NK 细胞与淋巴细胞较推拿前有所提升，提示了推拿对于癌症患者免疫功能的改善。甘水咏观察了阳虚小鼠模型推拿足三里、肾俞穴后，能使 CD_4^+、CD_4^+/CD_8^+ 数值升高，CD_8^+ 数值下降，其效应与黄芪注射液没有显著差异。田福玲观察了 120 例慢性持续性哮喘患儿，对照组进行常规雾化治疗，试验组在雾化治疗基础上运用小儿推拿，经过 3 个月治疗，检测外周血淋巴细胞、免疫球蛋白、细胞因子等情况。经治疗后，患儿外周血 T 细胞中 CD_3^+、CD_4^+、CD_8^+、$CD_4^+CD_{25}^+$、$CD_4^+CD_{25}^+Foxp_{3+}$、TGF-β1、IgA、IgG、IgM 较前有明显提高，差异有统计学意义，且试验组优于对照组。提示小儿推拿可帮助慢性持续性哮喘患儿提高免疫功能，改善症状。Major B 选择了 5 周龄小鼠，对其进行为期 8 天不同方式的推拿干预，并观察小鼠胸腺与脾脏内 T 淋巴细胞的变化，发现推拿组小鼠胸腺与脾脏内 T 细胞数量（CD_3^+、CD_4^+、CD_8^+）显著上升，同时发现推拿组小鼠胸腺与脾脏内去甲肾上腺素浓度下降。而小鼠经过推拿治疗后，焦虑评分并没有显著改变。这一实验结果推翻了课题组最初设立的"推拿通过改善小鼠焦虑状况提升免疫功能"这一假设，转而支持"推拿通过自主神经传导发挥了调节小鼠免疫功能的作用，神经递质去甲肾上腺素 NE 发挥了重要的介导作用"这一假设。

三、手法对免疫球蛋白的调节作用

B 细胞经抗原刺激后增殖分化为浆细胞，分泌的具有抗体活性的球蛋白，参与介导人体的体液免疫过程。免疫球蛋白根据抗原的特点，可分为 IgM、IgG、IgA、IgE、IgD 五个类型。当人体罹患疾病导致免疫功能紊乱时，会影响体内免疫球蛋白的含量；而免疫球蛋白的含量变化，也反映了治疗手段对免疫功能的影响。研究报道提示，推拿对于免疫球蛋白有不同程度的调节作用：

　　郭松观察了196例慢性疲劳综合征患者在接受推拿治疗配合中成药宁神汤丸（治疗组98例）或晨起口服黛力新片、睡前服用舒乐安定0.5mg（对照组98例），观察结果发现治疗组总有效率91.8%，高于对照组总有效率63.3%，且两组免疫球蛋白的比较差异在治疗前后有显著差异。莫金花观察了30例反复呼吸道感染缓解期的患儿接受推拿配合艾灸的治疗，疗程3个月，经过为期1年的观察，发现与治疗前相比，患儿的发病次数减少，病程缩短，且免疫细胞CD_3^+、CD_4^+和免疫球蛋白IgA、IgG水平均较治疗前有所提高，差异均有统计学意义。这项临床研究表明，推拿配合艾灸能够对儿童反复呼吸道感染起到与药物治疗相同的防治效果；可能通过改善相关免疫指标这一机制来达到疗效。李静观察了30例腰椎间盘突出症患者接受推拿治疗后，外周血清Ig含量的变化，结果发现推拿组和牵引组患者的外周血清Ig含量均较治疗前有显著下降，提示推拿可有效降低腰椎间盘突出症患者外周血清Ig含量，改善患者体液免疫亢进状态，进而改善患者症状。白彦观察了99例非急性发作期哮喘患儿，在常规哮喘非急性期治疗及护理方案之外加用了穴位推拿、穴位贴敷及膳食护理，结果显示中医护理组患儿IgG、IgM、IgE均有显著改变，中医护理及穴位推拿对于非急性发作期哮喘患儿的免疫具有改善效果。黄麟等观察了亚健康人群在接受"灵龟八法推拿"之后，血清免疫球蛋白IgA改变。150例亚健康人群被随机分组，经3个疗程的调治后，试验组和中药组的IgA均显著优于安慰组，提示"灵龟八法推拿"能够对亚健康人群的免疫球蛋白产生显著的提升作用，有效提升患者的免疫功能。黄兴民等观察了60例慢性腹泻患儿经推拿结合一般常规治疗后，血清免疫球蛋白水平的变化，经过为期6天的治疗后，推拿组患儿血清免疫球蛋白IgA、IgM、IgG均较治疗前有明显的差异，提示推拿能够在一定程度上改善患儿免疫功能，进而对儿童慢性腹泻起到较好的治疗效果。邢鑫鑫等观察了120例反复呼吸道感染的患儿经过3个疗程的治疗，接受推拿疗法结合口服免疫调节剂脾氨巧冻干粉的治疗组，与仅给予免疫调节剂的对照组相比，免疫球蛋白水平升高，且差异具有统计学意义。应光璐在观察中医护理结合小儿推拿对于儿童持续性腹泻的临床研究中，对45例观察组患者采用推拿及中药辨证治疗，对45例对照组患者采用思密达配合甘草锋颗粒口服治疗。经过10天的治疗，观察组不仅在持续性腹泻的主要症状和体征评分上较前显著下降，血清IgA、IgM和IgG水平也较前显著上升，并高于对照组。提示推拿结合中药辨证调护能够明显改善持续性腹泻患儿临床症状，并且增强患儿的免疫功能。

四、手法对细胞因子的调节作用

　　细胞因子是一种由激活后的免疫细胞分泌的小分子多肽，参与介导免疫应答、介导炎症反应、调节细胞生理功能等。细胞因子目前缺乏统一的分类方法，可将其根据生物学功能的特性，粗略分类为白介素、干扰素、肿瘤坏死因子和生长因子等。细胞因子的相互作用非常复杂，同种细胞因子可作用于不同的靶细胞，同一种靶细胞也能被多种细胞因子共同作用。不同的细胞因子之间还能表现出协同或是拮抗的生物学作用。由于细胞因子同样能作用于神经系统和内分泌系统，因此是神经—内分泌—免疫调节中的重要介质，帮助维持机体内环境平衡与稳定。

李旗应用小儿推拿治疗不同阶段的小儿哮喘，观察细胞因子 IL-17、IL-33、IL-6 的水平变化。推拿组在基础治疗上增加小儿推拿治疗，14 天后取外周血检测细胞因子水平，发现患儿在急性发作期、慢性持续期，推拿组缓解期的血清 IL-17、IL-33、IL-6 较治疗前明显下降，提升小儿推拿手法可降低血清中 IL-17、IL-33、IL-6 水平，进而改善小儿哮喘的症状表现。詹文吉观察了 100 例颈椎病患者治疗前后外周血中 TNF-a 的改变，40 例推拿组患者在接受 14 天推拿治疗后，TNF-a 出现明显下降，较颈舒片组或塞来昔布组也有显著的优势，提示推拿能够更好地降低颈椎病患者外周血中 TNF-a 水平，对疼痛有明显的干预作用。郜先桃对 30 例痉挛型小儿脑性瘫痪患儿采用选择性脊柱推拿康复疗法进行治疗后，运用 ELISA 法检测血清中 TNF-a、IL-6 和 IL-10 的水平。结果显示，与治疗前比较，治疗 3 个月后 CP 患者组血清中 TNF-a 和 IL-6 蛋白水平都明显降低，IL-10 蛋白水平显著升高，TNF-a/IL-10 和 IL-6/IL-10 比值均显著降低。提示推拿可能通过下调促炎细胞因子的基因表达、上调抗炎细胞因子的表达，来治疗痉挛型小儿脑瘫。陈鹏在观察推拿治疗颈源性肩背痛的临床研究中，检测了患者炎症相关细胞因子在治疗前后的变化，结果显示，治疗组患者接受推拿后，疼痛症状显著改善，炎性细胞因子 IL-1β、IL-6、TNF-a 等较推拿前也有显著性差异。樊云等观察穴位推拿对阳虚模型小鼠外周血 IL-2 水平的变化，发现在对足三里、肾俞穴位推拿后，阳虚模型小鼠的外周血 IL-2 有明显的提高。吴云川对延迟性肌肉酸痛小鼠的双侧下肢施加捏法和捻法，观察小鼠外周血中 IL-6 的变化，发现推拿能够有效降低延迟性肌肉酸痛模型小鼠血清 IL-6。石维坤观察了 30 例缓解期哮喘患儿在推拿前后血清细胞因子改变及外周血 CD$_4^+$ 细胞的组蛋白乙酰转移酶（HAT）及组蛋白去乙酰化酶（HDAC）的活性。

第七节　对人体代谢与内分泌系统的影响

一、对人体代谢的影响

人体代谢是指人体从外界环境中摄取营养物质，将其转变为自身的营养物质，同时将体内的废物不断排出体外的更新过程。内分泌系统是由机体内分泌腺体和分布于其他组织中的内分泌细胞所组成的信息传递系统，能维持内环境的相对稳定、促进机体生长发育、增强机体适应能力。人体主要的内分泌腺有下丘脑—垂体、甲状腺、肾上腺、性腺等。它们分泌的具有高效生物活性的激素，通过血液或组织液运输送到靶器官或靶细胞而发挥作用，促进病灶修复。内功推拿通过大脑皮质—下丘脑—垂体—内分泌轴，对内分泌系统产生调节作用，调节五脏六腑的平衡。内功推拿可以调节激素水平，改善内环境适应性，增强机体调节功能，即平秘阴阳、调和气血、疏经通络，通过调节激素第二信使 cAMP、cGMP 产生生物效应，对体内细胞水平的代谢有积极的调整作用。同时，对内分泌腺产生调节作用，从而影响人体代谢，保证新陈代谢和循环系统的高度协调和统一。

二、对内分泌系统的影响

1. 对血糖代谢的影响　血糖代谢异常是引起糖尿病的一个重要因素，糖尿病患者空腹血糖显著高于正常人水平，说明糖代谢异常，血糖调节激素也出现紊乱。在内功推拿治疗糖尿病患者的研究中发现，经过治疗后，患者空腹血糖水平有不同程度的降低，部分患者的胰岛素功能增强，尿糖转阴，三多一少的临床症状明显改善。另一方面，易筋经、八段锦等功法锻炼可以降低血糖、胰岛素抵抗及糖化血红蛋白，提高胰岛素敏感指数。其机制可能是运动加强了人体过氧化脂的降解、转运和排出，使肌肉组织代谢加强，对糖的需求增多，促进糖化血红蛋白分解，使血糖降低。同时，增强了胰岛素与肌细胞膜上受体的结合能力，改善了肌细胞对胰岛素的抵抗，提高了人体对胰岛素的敏感性，从而增加肌肉、脂肪等组织对葡萄糖的利用。此外，内功推拿功法锻炼还能缓解患者因焦虑、心理压力等不良情绪引起的生长激素、胰高血糖素、肾上腺素的大量分泌，有利于控制血糖。

2. 对血脂代谢的影响　血脂是体内脂肪代谢必须经过的形式，主要成分有甘油三酯、总胆固醇、胆固醇酯、磷脂及游离脂肪酸。血脂代谢异常是引起糖尿病和肥胖的一个重要因素，以糖尿病患者为例，内功推拿改善糖尿病患者脂代谢的机理在于通过按腹、揉腹、推腹等操作，增加患者腹部肌肉收缩，提高患者基础代谢率，使积累在患者体内的脂肪转化为热量，促使患者 FFA、TC 以及 TG 恢复正常；而肥胖患者血液中极低密度脂蛋白胆固醇和低密度脂蛋白胆固醇含量均高于正常，高密度脂蛋白低于正常，行内功推拿操作后均发生逆转，说明内功推拿具有调整脂质代谢，升高 HDL-C 的作用，可加速体内脂类物质有氧代谢，对减肥或控制体重有积极作用，对脂代谢、糖代谢和脂联素水平等相关指标有良好的调节作用。由此可见，内功推拿在改善患者脂代谢异常上起到了较好的治疗效果，可通经络、行气血，改善患者脏腑功能，对治疗糖尿病具有积极的意义。

3. 对雌激素的影响　有研究发现，内功推拿可能通过延缓围绝经期卵巢衰退，抑制颗粒细胞凋亡，减少卵泡闭锁，使血清 E_2 的水平增高，提高卵巢分泌雌激素的功能，使更年期妇女雌激素水平改善。更有研究证实，下丘脑促性腺激素释放激素（Gn-RH）神经元上有雌激素受体，接受雌激素的反馈调节。内功推拿通过改善雌激素水平，反馈性调节下丘脑—垂体的分泌功能，使更年期妇女紊乱的内分泌及植物神经功能得到改善，进而改善妇女更年期综合征。

目前，内功推拿研究取得了一定程度的进展，然而，辨证论治和整体观念是中医理论体系的基本特点，且大多数疾病都依靠客观指标来评价疗效，而我们在做动物实验的过程中，无法询问它们的感受，只能按照人类的思维来猜测，因而，内功推拿在整个现代研究包括人体代谢和内分泌系统的研究中，还有一部分的困难亟待解决，比如，在治疗肥胖时，只是根据自己的临床经验对肥胖的症状分型，没有统一的科研分型方法，也没有针对性地对不同的病因病机进行各方面的分析，得到的指标只适用于于该研究类型。其次，现有的研究中大多是联合其他方法来治疗肥胖，无法体现内功推拿的优势，再者，虽然临床上总结推拿治疗肥胖经验的文献很多，但研究机理的文献很少，使推拿治疗肥胖的疗效缺乏说服力。因此，我们在以后的研究中，应该密切结合运动学、生物力学、分子生物学等学科的理论与技术，多角度、多层面地对内功推拿的基础与应用方面加以研究。

附录　**优势病种** ▷▷▷▷

表 1　内功推拿优势病种治疗的现代文献检索

系统	治疗手段	疾病	发表时间	文章
骨骼、肌肉系统疾病	1+3（牵引）	急性腰扭伤	1999 年 12 月	内功按摩搬牵治疗急性腰扭伤 106 例
	1+3（运动）	腰椎间盘突出	2008 年 6 月	内功点穴推拿法配合运动疗法治疗腰椎间盘突出症 57 例临床观察
	1+3（倒走）	非特异性腰痛	2013 年 11 月	内功推拿联合倒走锻炼治疗非特异性腰痛 45 例临床观察
	1+2+3（针刺）	腰椎间盘突出	1995 年 2 月	内功推拿为主综合治疗腰椎间盘突出症 100 例
	2	腰腿痛、坐骨神经痛	2015 年 8 月	推拿功法治疗腰腿痛
	1+2+3（中药）	腰椎骨质增生	2010 年 10 月	浅谈以内功导引＋手揉推拿并用的组合疗法——配合中药治疗腰椎骨质增生 93 例的探讨
	1	腰扭伤	1988 年 8 月	少林内功推拿治疗常见病的简易疗法
	1	腰椎滑脱	1995 年 9 月	内功推拿治疗脊椎滑脱症 12 例
	1	椎动脉型颈椎病	2013 年 4 月	内功推拿手法联合颈椎推拿治疗椎动脉型颈椎病 50 例临床观察
	1	椎动脉型颈椎病	2010 年 10 月	内功推拿治疗椎动脉型颈椎病 119 例
	1	颈型颈椎病	2014 年 10 月	南少林推拿疗法治疗青年期颈型颈椎病疗效分析
	1+3（运动）	闭合性颈髓损伤	2010 年 3 月	运用内功腹部推拿配合对抗阻力运动治疗闭合性颈髓损伤致瘫 21 例
	1+2+3（中药）	风湿性关节炎	2012 年 1 月	对七例风湿性关节炎瘫痪患者以内功导引加手揉推拿佐以中药内服外熏治疗的体会
	1	膝关节骨性关节炎	2014 年 1 月	内功推拿治疗膝关节骨性关节炎 46 例
	1+3（针刺）	肱骨外上髁炎	2000 年 6 月	内功推拿加浮针治疗肱骨外上髁炎 50 例分析
	1+2	肩周炎	2006 年 6 月	少林内功推拿治疗冻结肩 20 例
妇科疾病	1+2	痛经	1999 年 8 月	导引推拿治疗痛经 46 例
	1	原发性痛经	1988 年 4 月	内功推拿治疗原发性痛经

续表

系统	治疗手段	疾病	发表时间	文章
神经系统疾病	1+3（足疗）	失眠	2013 年 10 月	内功推拿与足部手法结合治疗失眠
	1	失眠	2010 年 3 月	夏惠明教授内功推拿治疗失眠经验
	1+2	失眠	1994 年 6 月	内功推拿治疗失眠 50 例疗效观察
	1	产后失眠	2003 年 9 月	陈志华教授腹部推拿原理浅析
	1	偏头痛	2002 年 8 月	内功推拿治疗偏头痛 158 例临床体会
	1+3（中药）	偏头痛	2007 年 11 月	内功推拿治疗偏头痛临床观察
消化系统疾病	1	2 型糖尿病	1998 年	内功推拿治疗糖尿病 19 例
	1	原发性糖尿病	1989 年 2 月	内功推拿治疗糖尿病 48 例临床疗效观察
	1	小儿腹泻	1996 年 1 月	内功推拿治疗小儿腹泻
	1	小儿腹泻	2011 年 3 月	内功振腹配合捏脊治疗小儿腹泻疗效观察
	1	腹泻型肠易激综合征	2010 年 4 月	运周内功腹部推拿治疗腹泻型肠易激综合征疗效观察
	1	慢性结肠炎	2010 年 2 月	平推法推拿的特点分析与应用
	1	胃痛、腹痛、嗳气呃逆	1988 年 8 月	少林内功推拿治疗常见病的简易疗法
心血管系统疾病	1	中风后遗症	2006 年 1 月	内功推拿治疗中风后遗症 68 例临床观察
	1	冠心病（心绞痛）	2006 年 7 月	内功推拿治疗冠心病例临床探讨
	1	高血压	2001 年 12 月	推拿治疗高血压病概况（上）
呼吸系统疾病	1	肺痨、肺胀（肺气肿）	1988 年	马万龙"少林内功"推拿治疗虚劳杂病的经验
	1+2	慢性阻塞性肺疾病	2012 年	内功推拿治疗慢性阻塞性肺病的概况

注：治疗手段：1. 内功推拿；2. 少林内功；3. 针灸、药物、运动疗法等其他治疗手段。